U0251655

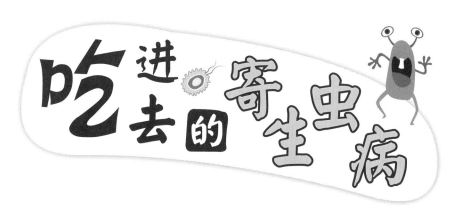

人兽共患病科普系列

吃进去的寄生虫病

主　编　刘阳　邹晏

副主编　万佳嘉　尚婧晔　罗静雯

参　编（排名不分先后）

　　　　龚希　蒲晨　张光葭

顾　问　钟波

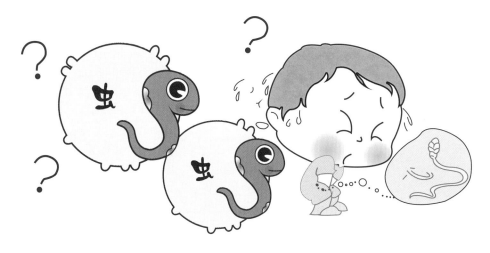

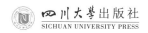

四川大学出版社
SICHUAN UNIVERSITY PRESS

图书在版编目（CIP）数据

吃进去的寄生虫病 / 刘阳，邹晏主编．— 成都：
四川大学出版社，2022.10（2025.4 重印）
ISBN 978-7-5690-5724-9

Ⅰ．①吃… Ⅱ．①刘… ②邹… Ⅲ．①寄生虫病－基
本知识 Ⅳ．① R53

中国版本图书馆 CIP 数据核字（2022）第 185406 号

书　　名：吃进去的寄生虫病
　　　　　Chijinqu de Jishengchongbing
主　　编：刘　阳　邹　晏

选题策划：许　奕
责任编辑：张　澄
责任校对：龚娇梅
装帧设计：胜翔设计
责任印制：王　炜

出版发行：四川大学出版社有限责任公司
　　　　　地址：成都市一环路南一段 24 号（610065）
　　　　　电话：(028) 85408311（发行部）、85400276（总编室）
　　　　　电子邮箱：scupress@vip.163.com
　　　　　网址：https://press.scu.edu.cn
印前制作：四川胜翔数码印务设计有限公司
印刷装订：四川煤田地质制图印务有限责任公司

成品尺寸：170 mm×240 mm
印　　张：8
字　　数：92 千字

版　　次：2022 年 12 月 第 1 版
印　　次：2025 年 4 月 第 3 次印刷
定　　价：46.00 元

本社图书如有印装质量问题，请联系发行部调换

扫码获取数字资源

四川大学出版社
微信公众号

前　言

　　人体寄生虫病流行严重危害人类健康，并对社会经济发展产生负面影响，成为全球普遍关注的公共卫生问题之一。进入21世纪，随着人们的饮食习惯、生活方式及活动范围的改变，一些食源性寄生虫病在部分地区的流行呈上升趋势。这类疾病极易被忽略而出现误诊、漏诊。民众对这类疾病的传播和预防知识也了解甚少。我们组织编写了这本科普读物，旨在向公众宣传有关食源性寄生虫病正确的、专业的知识，促使公众正确认识、做好预防、维护健康。

　　本书通过漫画和文字相结合的形式，突出权威性、科普性、趣味性，分别介绍了食源性寄生虫病的基本知识、危害、诊疗方式和预防措施，可供学校健康教育工作者、疾控工作者以及公众参考。这本书中的科普信息主要针对的是大多数人的疑惑，限于篇幅，无法面面俱到，如需了解具体问题，建议向专业机构咨询。

　　鉴于编者水平有限，不妥和疏漏之处在所难免，敬请同行不吝赐教。

　　下面让我们通过一篇篇精彩的小故事去更多地了解"吃进去的寄生虫病"。后续我们还会有系列科普书籍推出。相信经过大家的努力，人们会远离寄生虫病，过上更加健康美好的生活。

演员出场表

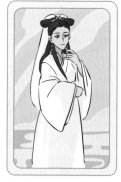

白娘娘

大家好，
我是义不容辞的白娘娘，
集美貌与智慧于一身的"治未病仙子"，
大家看黑板了吗？
老师要提问了哦！

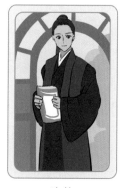

许仙

大家好，
我姓许，
许您健康的许，
"妙手回春"许大夫是也。

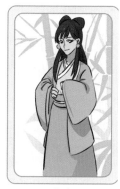

小青

大家好，
我是夜宵外卖品鉴师，
中国内地非常著名的美食博主，
平平凡凡一美女。

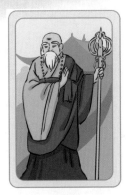

老和尚

大家好，
老衲携弟子修行于此。
佛说，前世五百次的回眸，换来今
生擦肩而过。
相逢便是缘分。

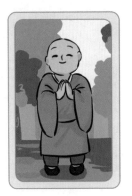

小和尚

大家好，
我是资深网络可爱表情包传播者，
化缘路上吃饭第一名，
小脸胖胖，生活旺旺。

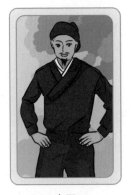

小五

大家好，
我是工作全力以赴，下班精力无限
的小五。
生活不止诗和远方，还有下班后的
美食。
快乐超简单，啤酒加蛤蜊。

目　录

绪　论

食源性疾病是发达国家和发展中国家广泛存在并日益严重的公共卫生问题。食源性寄生虫病是食源性疾病的重要组成部分，其中相当一部分在世界范围广泛流行。

近年来，食源性寄生虫病已成为新的"富贵病"。我国城镇地区特别是沿海城镇地区的居民感染人数呈上升趋势，所致的疾病负担在我国局部地区呈上升趋势，这与地势、水系、居民饮食习惯、经济发展水平等密切相关。一是人们的生活方式和饮食行为发生了变化，在外就餐的机会和生食品种增多；二是淡水养殖业迅速发展，而鱼、虾类等食品的卫生检疫工作相对滞后；三是长期以来针对食源性寄生虫病的防治与监测工作尚未全面、系统地开展。因此，食源性寄生虫病的防治和研究工作任重道远。

一、什么是吃进去的寄生虫病？

吃进去的寄生虫病就是食源性寄生虫病，它是一类以饮食、饮水为媒介的人体寄生虫病，人们通常因为进食了生食，或者未经彻底加热的含有寄生虫虫卵或幼虫的食物或水源而感染这类疾病。

　　吃进去的寄生虫病具有一般传染病的特点，病程常包括潜伏期、前驱期、发病期和恢复期，其流行和分布具有明显的地域性、地方性、季节性、自然疫源性等特点，这与当地的气候、地理环境、生活习惯、卫生习惯及生产方式有关。一般人普遍易感，儿童比成人易感。

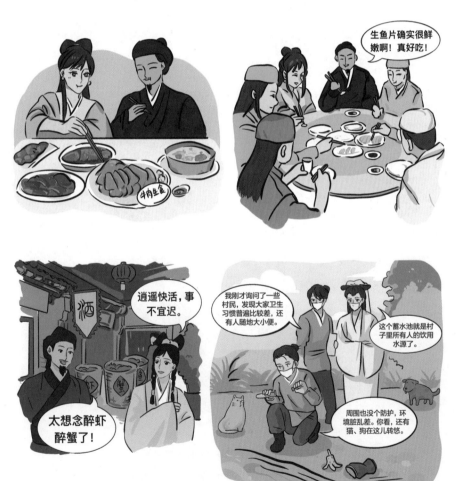

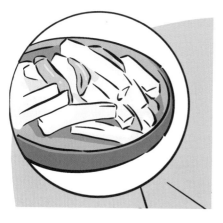
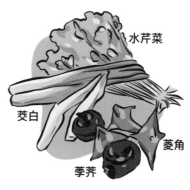

水芹菜

茭白

菱角

荸荠

二、吃进去的寄生虫病有哪些种类？

吃进去的寄生虫病按其来源可分为肉源性、螺源性、水源性、鱼源性、植物源性，有些寄生虫病可以是多源性的。

1. 肉源性：弓形虫病、肉孢子虫病、旋毛形线虫病、猪带绦虫病、牛带绦虫病等。

2. 螺源性：广州管圆线虫病、棘口吸虫病等。

3. 水源性：隐孢子虫病、蓝氏贾滴鞭毛虫病、肝毛细线虫病、溶组织内阿米巴病等。

4. 鱼源性：华支睾吸虫病、异尖线虫病、异形吸虫病、棘颚口线虫病、东方次睾虫病、阔节裂头绦虫病等。

5. 植物源性：姜片虫病、肝片吸虫病、蛔虫病、鞭虫病等。

三、吃进去的寄生虫病的主要临床表现和危害有哪些？

发热、腹泻、贫血、营养不良等是这类疾病的主要临床表现。寄生虫侵入人体，在移行、发育、繁殖和寄生过程中对人体组织和器官造成的主要损害有三方面。

1. 夺取营养：寄生虫在人体寄生过程中，从寄生部位吸取蛋白质、碳水化合物、矿物质和维生素等营养物质，使感染者出现营养不良、消瘦、体重减轻等症状，严重时发生贫血。

2. 机械性损伤：寄生虫侵入人体、移行和寄生等生理过程均可对人体的组织和器官造成不同程度的损伤。尤其寄生虫个体较大、数量较多时，这种危害相当严重。

3. 免疫损伤：有些寄生虫可产生毒素，损害人体的组织和器官；有些寄生虫的代谢产物、排泄物或虫体的崩解物也能损害人体的组织和器官，引起人体发生免疫病理反应，使局部组织出现炎症、坏死、增生等病理变化。

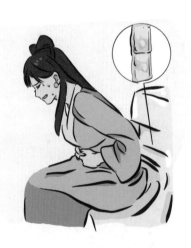
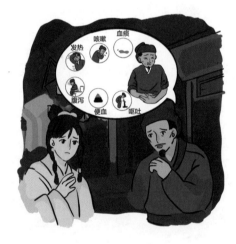

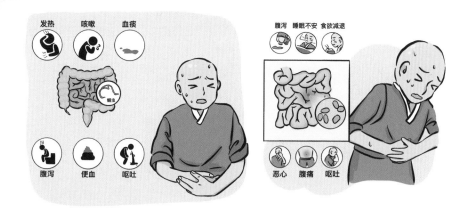

四、吃进去的寄生虫病应如何有效防治？

对确诊的感染者应进行药物治疗。目前，一些药物有一定疗效并被推广使用，但仍有部分疾病缺乏理想的药物，有待进一步研发。无论是何种寄生虫，均有可能产生耐药性，在治疗过程中，必须考虑个体差异，所使用的药物剂量及疗程必须充分，必要时可考虑联合用药。

控制传染源、切断传播途径和保护易感人群是预防控制这类疾病的主要对策。

吃进去的寄生虫病种类繁多，致病原因复杂，人们常因缺乏对这类疾病的了解，在不清楚的情况下感染。因此，预防重点在于了解其感染途径及危害，进而改变或摒弃不良的卫生和饮食习惯。

五、吃进去的寄生虫病主要的危险因素有哪些？

1. 生吃水产品及其他可能被寄生虫虫卵、包囊等污染的食品。

2．冷冻肉及家禽在烹调前没有充分解冻。

3．食用不洁净的水。

4．人员操作失误或者食品存放不当等造成生熟食品交叉污染。

5．食品从业人员健康状况或不佳卫生习惯不良。

6．过早地烹调食物，煮熟的食物在室温条件下保存超过2小时。

7．食物的体积过大，烹调的温度和时间不够。

8．熟食或剩余食品重新加热的温度和时间不够，未能杀死细菌。

9．肉、奶、蛋、豆类及其制品加热不彻底或不均匀，未烧熟煮透。

10．误食有毒的动植物或者烹调加工方法不当。

六、如何管理"入口"——食品安全五大要点

世界卫生组织（WHO）为改善公众健康、预防食源性疾病的发生，提出了具体而实用的健康指导——食品安全五要点。

1．保持清洁：餐前便后要洗手，做饭之前和过程中也要洗手。厨房用具保持清洁，厨房和储存食物的地方要注意防虫防鼠。

2．生熟分开：避免生食上携带的细菌污染熟食，案板、刀具、器皿分开。冰箱内的生熟食品用容器或包装袋密封，熟食放上层，生食放下层。

3．烧熟煮透：一般原则是煮开10~15分钟，如果是大块食物，时间还需要长一点。

4．在安全温度下保存食物，冰箱里取出的食物要彻底加热再吃。

5．使用清洁的水和食材：食材要确保安全。用清洁的自来水冲洗果蔬。食材要新鲜，变质的食材及时扔掉。

第一章 半生不熟"食"疯狂

[导读]

　　肉源性寄生虫病是因人生食或半生食含有感染期寄生虫的肉类引起的一类寄生虫病。这类寄生虫病一般呈全球性分布，其流行受到自然和社会文化等多种因素的影响，存在多种中间宿主和保虫宿主，部分地区的传统养殖方式以及居民根深蒂固的特殊饮食习惯都与其流行密切相关。人类对这类寄生虫病普遍易感，不加干预可导致严重后果。增强自我保护意识，培养良好的生活饮食习惯，把住"口关"，是预防这类疾病的关键。

【白娘娘小剧场】

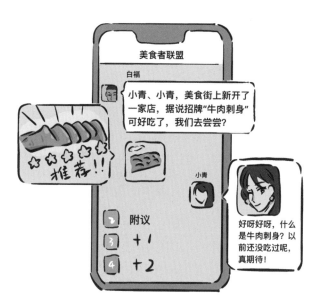

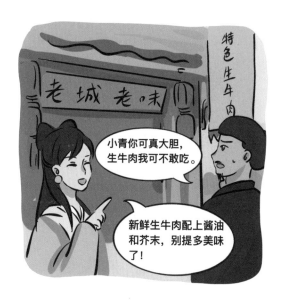

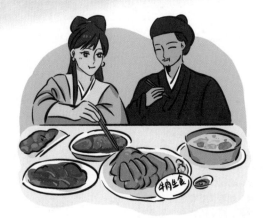

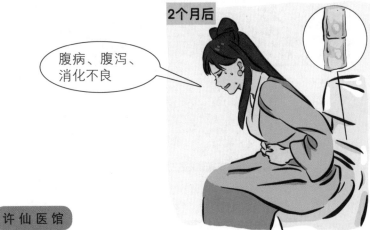

2个月后

腹病、腹泻、消化不良

许仙医馆

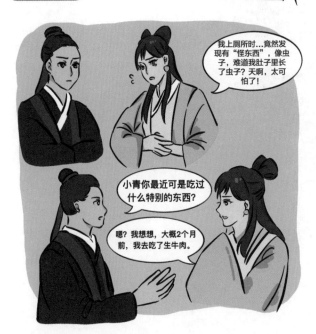

我上厕所时...竟然发现有"怪东西"，像虫子，难道我肚子里长了虫子？天啊，太可怕了！

小青你最近可是吃过什么特别的东西？

嗯？我想想，大概2个月前，我去吃了生牛肉。

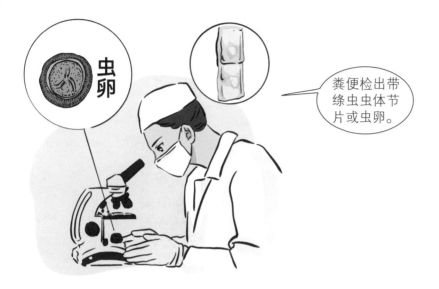

虫卵

粪便检出带
绦虫虫体节
片或虫卵。

许仙医馆

通过了解小青的饮食情况，结合实验室检
查结果，许仙这才确定小青原来是感染了
牛带绦虫，赶紧给小青进行驱虫治疗。

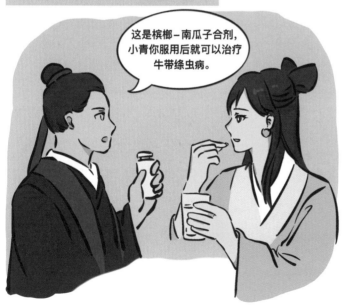

这是槟榔-南瓜子合剂，
小青你服用后就可以治疗
牛带绦虫病。

【白娘娘科普小讲堂】

白娘娘疾病预防知识宣讲

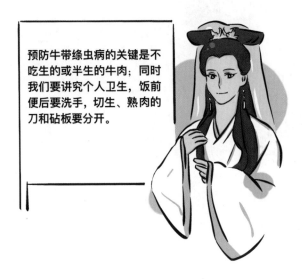

预防牛带绦虫病的关键是不吃生的或半生的牛肉；同时我们要讲究个人卫生，饭前便后要洗手，切生、熟肉的刀和砧板要分开。

第一节　弓形虫病

一、流行病学

弓形虫感染呈全球性分布，人群感染相当普遍，但多为潜伏性感染。我国弓形虫总感染率约为10%，低于全球平均水平，不同地区和不同人群感染率存在较大差异。从事动物相关职业的人群有较高感染率，家养猫、流浪猫的增多也增加了弓形虫传播风险。此外，一些地区特殊的饮食习惯也可以增加感染弓形虫的风险。

二、生活史

弓形虫的终宿主主要有猫科动物，而中间宿主种类繁多，分布十分广泛，从爬行类、鸟类至哺乳动物类。人感染主要是因为摄入被弓形虫卵囊污染的食物或水。弓形虫生活史见图1-1-1。

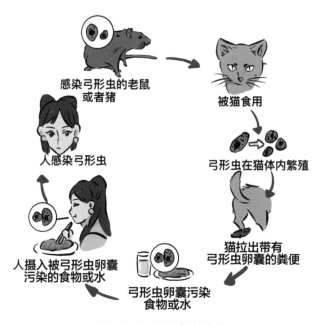

图1-1-1　弓形虫生活史

三、主要症状

弓形虫病分为先天性和获得性两类。先天性弓形虫病指胎儿通过胎盘感染，在孕早期感染可导致死胎、流产、早产、畸胎等。孕中、晚期感染，出生婴儿多呈隐性感染，以后可出现视网膜脉络膜炎、精神障碍等先天性弓形虫病症状。获得性弓形虫病为出生后获得的感染，多无特异症状，常见淋巴结肿大，其次有不规则低热、脑炎、脑膜脑炎等。成人感染后一般为无症状带虫状态，仅表现为血清抗体阳性，当机体免疫功能受损时，隐性感染可转为重症。重症弓形虫病常继发于艾滋病、白血病及使用大剂量免疫抑制剂之后。

四、诊断

根据临床症状和特征，结合实验室检查结果并排除其他与之相混淆的疾病，才能诊断弓形虫病。实验室检查方法主要包括病原学检查、免疫学检查和分子生物学诊断。其中免疫学检查是目前本病最常用的实验室检查方法，主要采用酶联免疫吸附试验等检测特异性抗体或抗原。

五、治疗

弓形虫病的治疗应严格遵照医嘱进行。目前，对弓形虫病的治疗方法主要是两类药物联合使用，分别是乙胺嘧啶和磺胺类药物（如磺胺嘧啶）。但这种治疗方法有较强的副作用，对骨髓具有抑制作用，在孕早期具有致畸作用等。因此有时采用其他药物替代。在治疗时，要密切观察患者临床症状、体征及弓形虫病特异的血清学变化。

六、预防

加强对畜禽饲养、食品卫生的检验检疫与监督管理。养成良好的卫生和饮食习惯，不吃生的或未煮熟的肉、蛋、乳制品等。操作过生食的手、砧板、刀具、物品等要用肥皂水和清水冲洗。孕妇应尽量避免接触猫、猫粪，做好弓形虫常规检查。

第二节　肉孢子虫病

一、流行病学

肉孢子虫病呈全球性分布，主要对畜牧业造成一定危害，偶尔寄生于人体。肉孢子虫最早于1882年在猪肉中被发现，到20世纪初才被确认为一种常见于食草动物（如牛、羊、马等）的寄生虫。

二、生活史

已知寄生于人的肉孢子虫有三种：牛−人肉孢子虫、猪−人肉孢子虫和人肌肉肉孢子虫。牛−人肉孢子虫和猪−人肉孢子虫统称人肠肉孢子虫，均寄生于人体小肠并以人为终宿主，中间宿主为牛、猪。人肌肉肉孢子虫又称林氏肉孢子虫，寄生于人的肌肉组织并以人为中间宿主，其终宿主尚不清楚。人肠肉孢子虫生活史见图1−2−1。

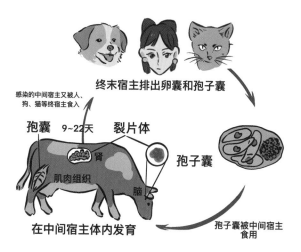

图1−2−1　人肠肉孢子虫生活史

三、主要症状

感染者可出现食欲不振、腹痛、腹泻、恶心、呕吐等非特异性消化道症状，严重感染可引起贫血、坏死性肠炎等。一般来说，免疫功能正常的人群没有或仅有轻微症状，但是免疫受累的人群则可出现严重症状。

若肉孢子虫寄生于重要部位则可引起明显症状，如寄生于心肌可引起心肌炎。此外，肉孢子囊可破坏所侵犯的肌细胞，并造成临近细胞的压迫性萎缩，肌肉可因水肿而出现疼痛。一旦囊壁破裂，释放出的肉孢子毒素可作用于神经系统、心、肾上腺、肝和小肠，严重时可导致死亡。

四、诊断

人肠肉孢子虫病的诊断可采用直接涂片法、蔗糖浮聚法或硫酸锌浮聚法等，从粪便中检出囊卵或孢子囊即可确诊。人肌肉肉孢子虫病因患者无症状，生前常不能诊断，多于尸体解剖时意外发现。如怀疑人肌肉肉孢子虫病，须在临床症状和流行病学的基础上通过免疫学诊断与病理学检查来确诊。嗜酸性粒细胞增高可用于辅助论断。

五、治疗

肉孢子虫病的治疗尚处于探索阶段，暂无特效药物。一般采取对症治疗。

六、预防

预防人肌肉肉孢子虫病的关键在于注意个人卫生，防止饮水和食物被狗、猫粪便污染。预防人肠肉孢子虫病的关键在于不吃生的或未煮熟的牛肉或猪肉。

第三节　旋毛虫病

一、流行病学

旋毛虫病呈全球性分布，欧美国家发病率较高。国内各地均有动物感染报道。1964年在我国西藏林芝首次发现人体旋毛虫病病例。目前，旋毛虫病主要流行于我国西南、中原和东北地区，且以西南地区流行最为严重。由于旋毛虫病涉及食品安全问题且对人类健康危害较大，其作为一种食源性寄生虫病在我国备受关注。

二、生活史

猪是人类感染旋毛虫的主要传染源。猪主要因吞食了含有旋毛虫幼虫囊包的饲料引起感染。人主要因生食或半生食含旋毛虫幼虫囊包的猪肉而感染。旋毛虫生活史见图1-3-1。

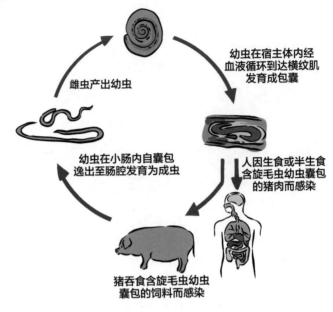

幼虫在宿主体内经
血液循环到达横纹肌
发育成包囊

雌虫产出幼虫

幼虫在小肠内自囊包
逸出至肠腔发育为成虫

人因生食或半生食
含旋毛虫幼虫囊包
的猪肉而感染

猪吞食含旋毛虫幼虫
囊包的饲料而感染

图1-3-1　旋毛虫生活史

三、主要症状

轻度感染者可无症状，但多数情况下症状复杂多样，感染严重者若未及时诊治，病死率较高。旋毛虫病导致的症状与虫体在人体内的寄生阶段有关。

1. 虫体侵入期（早期）：幼虫在小肠内发育为成虫的过程。以肠道病变为主，患者出现恶心、呕吐、腹痛、腹泻等症状，可伴有厌食、乏力、低热等全身反应。

2. 幼虫移行期（急性期）：幼虫侵入肌肉引起血管炎和肌炎的过程。临床多发，其突出症状为全身肌肉痛、压痛，尤其以腓肠肌、肱二头肌、肱三头肌疼痛明显。幼虫移行时亦可使患者出现急性临床症状，如急性全身性血管炎，严重感染常可引起水肿（眼睑、面部常见）、发热和嗜酸性粒细胞增多等，可出现吞咽与言语障碍、局灶性肺出血、肺水肿、心肌炎、心包积液等。累及中枢神经者可导致颅内高压。患者可因心力衰竭、毒血症、呼吸道并发症等死亡。

3. 囊包形成期（恢复期）：受损肌细胞修复的过程。寄生部位的肌细胞随着虫体的长大、卷曲，逐渐膨大呈纺锤状，形成梭形的囊包包绕虫体。囊包形成的同时，急性炎症消退，患者全身症状逐渐减轻或消失，但肌痛可持续数月。感染严重者可呈恶病质，也可并发肺炎或脑炎甚至死亡。

四、诊断

根据流行病学史及临床表现，再结合实验室检查即可诊断本病。实验室检查主要包括病原学检查和免疫学检查。病原学检查是确诊依据，主要包括活组织检查法、人工消化法，但感染早期和轻度感染者往往不易检出。免疫学检查是目前主要的临床辅助诊断方法，常采用酶联免疫吸附试验、间接血凝试验、间接荧光抗体试验等。其他免疫学检查还包括放射免疫试验、免疫印迹等。此外，可相应做X线、B超、心电图等辅助检查。

五、治疗

旋毛虫病的治疗应严格遵照医嘱进行。治疗方案的制订取决于患者疾病所处阶段、发病程度和时长、患者个人免疫力。在感染初期，首要目标是减少侵入肌肉的幼虫数量，如幼虫已侵入肌肉，则应尽可能减少肌肉损伤。阿苯达唑是目前国内治疗旋毛虫病的首选药物。

六、预防

加大健康教育力度，促进居民养成良好的生活行为习惯，把住"口关"，不吃生的或未煮熟的肉及肉制品。生、熟食砧板不能混用，防止餐具被污染。加强肉类检疫和食品卫生管理。改善养猪方法，提倡圈养，禁止猪任意放养，管理好粪便，保持猪舍清洁卫生。

第四节　猪带绦虫病

一、流行病学

猪带绦虫病又称猪肉绦虫病，呈全球性分布，主要流行于欧洲、美洲的一些国家。在我国主要分布在华北、东北、西北和南方的广西、云南等地，其他各地有散在感染。该病主要由居民食肉的习惯或方法不当、猪饲养不善、人粪处理不当引起。在猪带绦虫病的严重流行区，当地居民常有喜食生的或未煮熟猪肉的习惯，这对本病的传播起着决定性作用。使用同一刀具和砧板切生、熟猪肉，也可能造成交叉污染，导致人感染。我国有的地方养猪不用圈养或是厕所建造简陋，猪自由出入，吞食粪便。也有些地方居民不习惯使用厕所，或人厕与猪圈相连，造成猪受染。

二、生活史

猪和野猪是猪带绦虫主要的中间宿主，人是唯一终宿主。人因吃生的或未煮熟的感染猪肉而患猪带绦虫病。猪带绦虫生活史见图1-4-1。被囊尾蚴寄生的猪肉俗称为"米猪肉"或"豆猪肉"。

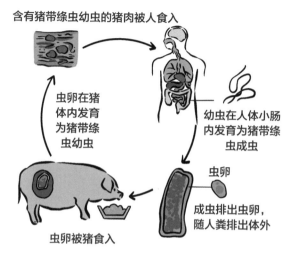

含有猪带绦虫幼虫的猪肉被人食入

虫卵在猪体内发育为猪带绦虫幼虫

幼虫在人体小肠内发育为猪带绦虫成虫

虫卵

成虫排出虫卵，随人粪排出体外

虫卵被猪食入

图1-4-1　猪带绦虫生活史

三、主要症状

感染者常无明显症状，多因在粪便中发现节片而求医。成虫可掠夺宿主营养，损伤肠黏膜，部分患者有上腹或全腹隐痛、腹泻、消化不良、体重减轻等症状。偶尔引起肠穿孔或肠梗阻。

四、诊断

通过了解饮食习惯、临床症状，结合实验室检查，不难诊断猪带绦虫病。实验室检查主要包括病原学检查和免疫学检查。病原学检查可用粪便直接涂片法、厚涂片法等查找虫卵。免疫学检查具有辅助诊断价值，包括循环抗体检测法和抗原检测法，主要方法有皮内试验、胶凝集试验、间接荧光抗体试验、间接血凝试验、免疫酶技术、聚合酶链反应及斑点免疫胶体金渗滤试验等。

也可检查排出的节片，或进行试验性驱虫，通过驱出的虫体确定虫种。

五、治疗

由于猪带绦虫感染常可导致囊尾蚴病，故必须尽早彻底进行驱虫治疗。在我国，南瓜子和槟榔被广泛用于治疗猪带绦虫病，其驱虫效果高于单一成分，安全性也较高。驱虫后，要将全部粪便加以淘洗，仔细查找头节，此为驱虫疗效考核的标准。如未找到头节，应加强随访，若3~4个月未发现节片和虫卵，则可视为治愈。

六、预防

加强厕所、猪圈的管理，管理好厕所，提倡猪圈养，控制人畜互相感染；加强肉类检疫和食品卫生管理；养成良好的生活行为习惯是预防本病的关键。饭前便后洗手以防误食虫卵。切生、熟肉的刀具和砧板要分开。烹调时务必将猪肉煮熟，猪肉中的囊尾蚴在54℃经5分钟即可被杀死。

第二章　茹毛饮血"痛"彻骨

[导读]

　　在陆地上生活着许多动物，小到甲虫，大到牛、羊、骆驼，它们的体内可能寄生着各种各样的寄生虫。人生食它们就可能会感染，引起人体寄生虫病。本章将讲述曼氏迭宫绦虫病、舌形虫病、微小膜壳绦虫病、缩小膜壳绦虫病、猪巨吻棘头虫病。造成这些疾病的原因有生食蝌蚪、蛙、蛇等，食入不洁净的食物（如污染了甲虫的粮食）等。接下来让我们一起来学习这些疾病的相关知识，相信之后我们对这些疾病会有更深刻的认识，也知道怎样保护自己和家人朋友了。

【白娘娘小剧场】

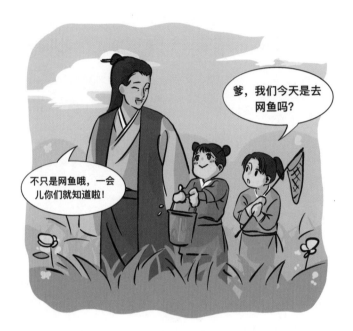

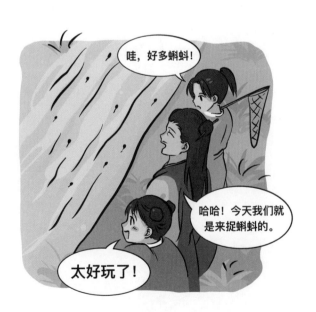

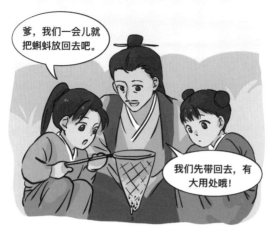

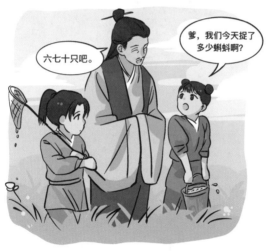

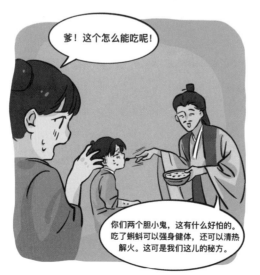

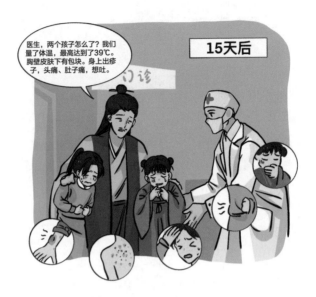

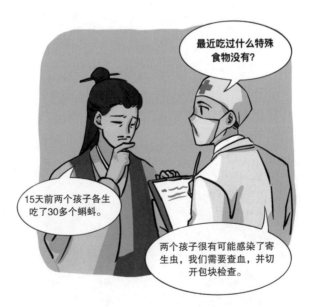

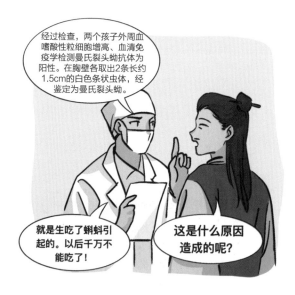

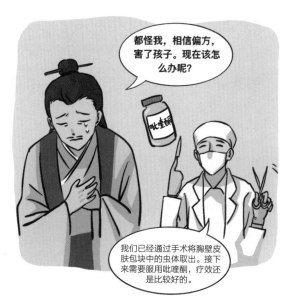

【白娘娘科普小讲堂】

刚才两个小朋友因生吃蝌蚪得了曼氏裂头蚴病。一些地方流传着生吃青蛙、蝌蚪，用蝌蚪肉、青蛙肉敷贴伤口的偏方，认为这样能消毒清火、加快伤口愈合。蛙类曼氏裂头蚴感染率较高。

自然界的许多动物体内都有寄生虫，生食、误食就容易感染寄生虫。例如生吃青蛙或蝌蚪、误食含有感染的剑水蚤可引起曼氏裂头蚴病，生食蛇胆、蛇血可引起舌形虫病，误食甲虫、蟑螂可引起微小膜壳绦虫病和缩小膜壳绦虫病，误食金龟子、天牛可引起猪巨吻棘头虫病。

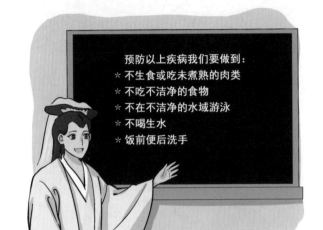

预防以上疾病我们要做到：
* 不生食或吃未煮熟的肉类
* 不吃不洁净的食物
* 不在不洁净的水域游泳
* 不喝生水
* 饭前便后洗手

第一节　曼氏裂头蚴病

一、流行病学

曼氏迭宫绦虫分布很广，但成虫在人体感染不多见。曼氏裂头蚴病多见于东亚和东南亚，欧洲、美洲、非洲和大洋洲也有报道。截至2018年，我国已报道1000余例患者，分布在20余个省（自治区、直辖市），广东、湖南、福建报道的病例数较多。其感染途径主要有三种：一是局部敷贴生蛙肉，此为主要感染方式。在我国一些地区，人们认为蛙有清凉解毒的作用，故有人常用生蛙肉敷贴眼睛或皮肤。二是吞食生的或未煮熟的蝌蚪、蛙、蛇、鸡或猪肉。三是误食感染的剑水蚤。饮用或游泳时误吞被猫、狗等动物粪便污染的水，使感染了原尾蚴的剑水蚤有机会进入人体。

二、生活史

人误食了含有原尾蚴的剑水蚤，生食或敷贴了蝌蚪肉、青蛙肉、蛇肉等可导致感染。裂头蚴可在人体眼睛、皮下等处寄生并引起裂头蚴病。曼氏迭宫绦虫生活史见图2-1-1。

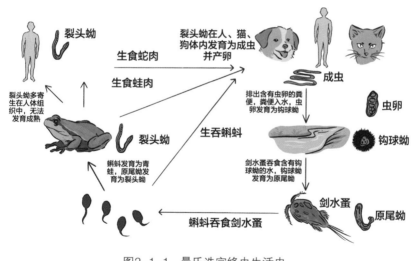

图2-1-1　曼氏迭宫绦虫生活史

三、主要症状

曼氏迭宫绦虫成虫较少寄生人体，可能引起肠胃不适、腹痛、恶心、呕吐等症状。裂头蚴寄生人体引起曼氏裂头蚴病，常见的寄生于人体的部位依次是眼部、四肢躯体皮下、口腔颌面部和内脏。在这些部位可形成囊包，使局部肿胀，甚至发生脓肿。临床上，眼裂头蚴病最常见，多表现为单侧眼睑红肿、结膜充血、畏光、流泪、奇痒或有虫爬感等。皮下裂头蚴病常累及胸壁、乳房、腹壁、外生殖器及四肢皮下，表现为游走性皮下结节，呈圆形、柱形或不规则条索状，局部发痒或有虫爬感、疼痛或触痛。口腔颌面部裂头蚴病则在口腔黏膜或颊部皮下出现硬结，局部红肿、发痒或有虫爬感，并多有小白虫逸出史。脑裂头蚴病常有阵发性头痛史，严重时昏迷或伴喷射状呕吐、抽搐（口角抽搐）、肢体麻木、视力模糊、瘫痪等。内脏裂头蚴病少见，临床表现因移行位置不同而不同。

四、诊断

曼氏迭宫绦虫成虫感染可以通过粪便检查，在显微镜下查到虫卵可以确诊。曼氏裂头蚴病的诊断以在局部检出裂头蚴作为确诊依据。一些曼氏裂头蚴病诊断较困难，如脑裂头蚴病，采用CT等影像学技术有助于诊断。另外，检测患者血清特异性抗体有辅助诊断的意义。

五、治疗

曼氏迭宫绦虫成虫感染可用吡喹酮、阿苯达唑等药物治疗。曼氏裂头蚴病主要靠手术摘除，也可用酒精普鲁卡因局部杀虫。

六、预防

预防本病，要养成良好的生活习惯，不食生的或未煮熟的肉类，不饮生水；也要做到科学看待一些习俗，如不用生蛙肉敷贴。

第二节　舌形虫病

一、流行病学

舌形虫病呈世界性分布。我国1993—2009年共报道舌形虫病例16例，疑似病例11例，上海、浙江、辽宁、广西、台湾都有报道。病例多因食（饮）用虫卵污染的新鲜蛇血、蛇胆、蛇肉以及直接食用蛇体内寄生的舌形虫成虫感染。有的地方流传蛇血治病、蛇胆明目等说法，在这些特殊习俗的影响下，人们很容易食（饮）用被舌形虫虫卵污染的蛇肉、新鲜蛇血、蛇胆，或直接摄入舌形虫成虫（妊娠雌虫）。生食动物内脏也可能导致感染。锯齿舌形虫病传染源多为其终宿主和中间宿主，如犬、羊、牛、骆驼等。在中东地区，人们喜欢生食动物内脏，若这些内脏中含有感染期若虫，则可导致鼻咽型舌形虫病。食（饮）用被舌形虫虫卵污染的生水、蔬菜等也可能导致感染。舌形虫若虫如图2-1-1所示。

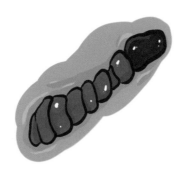

图2-2-1　舌形虫若虫

二、生活史

寄生于人体的舌形虫有8种，主要属于蛇舌状属和舌形虫属。

蛇舌状属的成虫以钩附着寄生在蛇等爬行动物的上呼吸道，成虫产卵，随痰液、唾液、鼻腔分泌物、粪便排出体外，污染水源和食物后被鼠类食入，卵在鼠类肠道中孵出感染性幼虫，之后穿越肠壁在机体组织内移行，并在组织内成囊，最后发育为感染性若虫。鼠类被蛇等爬行动物吞食，含虫组织在蛇消化道内脱囊，穿越肠壁，移行至呼吸道或肺发育为成虫。

舌形虫属的成虫寄生在犬的鼻腔内，成虫产卵随犬的鼻黏液排出体外，污染草类或水，被牛、羊等食草动物食入后，卵在其胃中孵出幼虫，之后穿过肠壁，移行至肺、肝、肠系膜淋巴结及肾等，并在组织内成囊，最后发育为感染性若虫。犬在吞食或嗅触含有若虫的食草动物的脏器时遭受感染。若虫可以直接经过鼻孔进入鼻道中，也可以从咽腔和胃进入鼻道，若虫在鼻道发育为成虫。有时动物自身肺部的若虫也可以经气管移行至鼻道内发育为成虫。

三、主要症状

根据舌形虫（主要为蛇舌状虫和锯齿舌形虫）在人体的寄生部位，舌形虫病可分为内脏舌形虫病和鼻咽型舌形虫病。当舌形虫感染数量较少时，大多数内脏舌形虫病患者常无症状或仅表现为亚临床症状。当虫体蜕皮增大，并对重要的组织和器官造成压迫、穿孔时，可引起肺萎陷、肠梗阻、腹膜炎和青光眼等，重症感染时，患者常因各种并发症而死亡。肝脏是最易受累的器官，鼻咽型舌形虫病的主要症状是咽喉刺激和疼痛、头痛。咳嗽或喷嚏可咳出或喷出若虫，此时症状可顿时得到缓解。并发症包括咽管脓肿及因面神经继发化脓性感染而导致的面瘫，偶可致死。

四、诊断

在外科手术中，胃肠内镜活检或粪检获得舌形虫标本后，根据眼观和镜下的形态特征进行虫种鉴别。影像学检查可作为舌形虫病的辅助诊断方法。

五、治疗

一般用外科手术取虫治疗舌形虫病。对具有长期高热等急性感染症状的患者可试用吡喹酮、噻苯咪唑或中药驱虫，继发化脓性并发症者可加用抗生素，过敏者可用抗组胺类药物、糖皮质激素及皮质甾类治疗。

六、预防

预防本病要做到：①不食（饮）新鲜蛇血、蛇胆和生水；②不食生的或不熟的蛇肉和牛、羊、骆驼等的内脏；③生吃瓜果蔬菜要洗干净；④避免与终宿主蛇或犬的密切接触；⑤对病犬进行治疗。

第三节　微小膜壳绦虫病

一、流行病学

微小膜壳绦虫病呈世界性分布，在温带和热带地区较多见。国内各地的感染率一般低于1%，新疆的感染率相对较高。10岁以下儿童的感染率较高。虫卵主要通过直接接触粪便或通过厕所、便盆的污染再经手到口而进入人体，特别在儿童聚集的场所更易互相传播。也可能偶然误食带有似囊尾蚴的中间宿主昆虫（鼠客蚤、犬蚤、猫蚤等多种蚤类及其幼虫以及面粉甲虫等）而感染。自体重复感染可造成顽固性寄生。

二、生活史

微小膜壳绦虫的生活史既可以不经过中间宿主，也可以经过中间宿主。后者多为鼠类或人因误食虫卵或含有似囊尾蚴的中间宿主昆虫，如蚤类幼虫、面粉甲虫等而感染。微小膜壳绦虫生活史见图2-3-1。

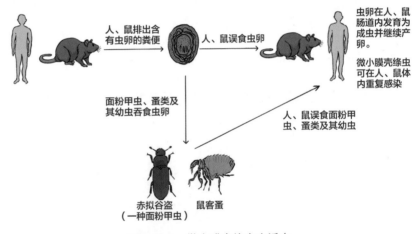

图2-3-1　微小膜壳绦虫生活史

三、主要症状

人体感染数量少时，一般无明显症状。感染严重者特别是儿童可出现腹痛、头痛等胃肠和神经症状。有的患者还可出现皮肤瘙痒和荨麻疹等过敏症状。但也有个别患者感染很重却无任何临床表现。

四、诊断

主要是通过病原学检查，在粪便中查到虫卵或孕节确诊本病。

五、治疗

本病通过药物驱虫来治疗，可用吡喹酮，亦可使用阿苯达唑等。

六、预防

主要的预防措施是彻底治疗患者，以防止传播和自身感染；养成良好的个人卫生习惯，饭前便后洗手；注意环境卫生，消灭鼠类；注意营养，提高个体免疫力。

第四节　缩小膜壳绦虫病

一、流行病学

缩小膜壳绦虫病分布广泛，多为散在感染。国内病例报道仅百余例，多数为儿童病例。人体感染主要因误食了混杂在粮食中的含有似囊尾蚴的昆虫（主要是大黄粉虫和谷蛾）引起。儿童因不良卫生习惯则更易误食昆虫，故感染率较高。缩小膜壳绦虫虫卵见图2-4-1。

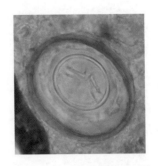

图2-4-1　缩小膜壳绦虫虫卵

二、生活史

与微小膜壳绦虫的生活史相似，但发育必须经过中间宿主蚤类、甲虫等。本病没有自体重复感染。

三、主要症状

感染者一般无明显的临床症状，或仅有腹痛、头痛等轻微胃肠和神经症状。严重者可出现眩晕、精神痴呆或恶病质。

四、诊断

诊断方法同微小膜壳绦虫病。

五、治疗

治疗方法同微小膜壳绦虫病。

六、预防

应注意严格管理粮食仓库、消灭仓库害虫和灭鼠等。

第五节　猪巨吻棘头虫病

一、流行病学

猪巨吻棘头虫病在我国20多个省（自治区、直辖市）均有病例报道。患者以学龄儿童和青少年居多。一般在7月至11月发病。感染途径：生食或食入未熟的含有感染性棘头体的甲虫。

二、生活史

猪巨吻棘头虫多寄生在人体肠道，极少发育成熟和产卵。猪巨吻棘头虫生活史见图2-5-1。

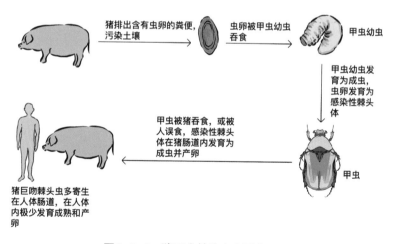

图2-5-1　猪巨吻棘头虫生活史

三、主要症状

在感染早期，患者症状不明显，偶尔有食欲不振等。在感染后1~3个月，出现消瘦、贫血、腹泻、阵发性腹痛或持续性疼痛，以及失眠、夜惊等神经精神症状。在腹部明显压痛处常可触及一个或数个圆形或卵圆形包块。本病常引起肠穿孔、腹膜炎等。

四、诊断

诊断此病主要依据流行病学史及临床表现。个别患者可因服用驱虫药而排出虫体，或因急腹症于手术时发现虫体，这种情况可以对其形态特征进行鉴定。免疫学检查是辅助诊断的一种手段。

五、治疗

目前尚无特效驱虫药。早期患者服用阿苯达唑或三苯双脒等有一定疗效。出现外科并发症时应尽快进行手术治疗。

六、预防

预防本病要做到不误食甲虫，圈养家猪等。

第三章 独享新"鲜"愁滋味

[导读]

　　水生动物类寄生虫病是指进食生鲜或未经彻底加热的含有寄生虫卵或幼虫的水产品而感染的一种疾病。常见的感染途径包括进食不洁生鱼片、生鱼粥、生鱼佐酒、醉虾蟹等，抓鱼后不洗手或用口叼鱼，使用切过生鱼的刀具或砧板切熟食。不生食水产品、水产品煮熟烧透、生熟分开是预防该类疾病的有效措施。

【白娘娘小剧场】

哇！我最喜欢的美食博主娇容姐直播啦！

咦？这是什么好吃的？

直播

今天我来给大家试吃个生鱼片。

听说这样吃营养价值极高呢！

看娇容姐吃得极香。兄弟们近日工作辛苦了，待我去西湖抓几条大鱼回来，给大伙补充高蛋白。我去去就回。

好！

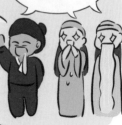

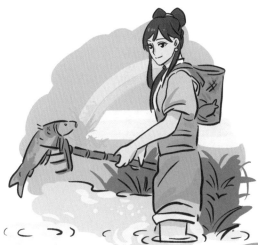

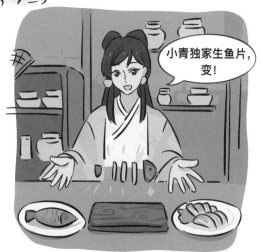

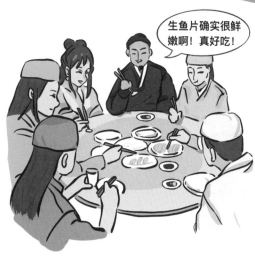

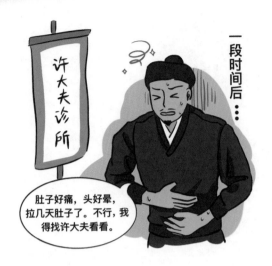

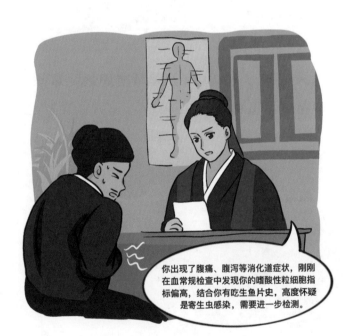

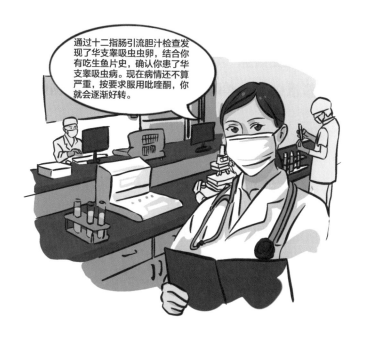

【白娘娘科普小讲堂】

华支睾吸虫，又名肝吸虫，是我国人体常见的肝内寄生虫，2010年被世界卫生组织（WHO）列为被忽视的热带病之一，全球逾2亿人面临华支睾吸虫感染风险，感染人数超过1500万。2009年国际癌症研究机构将华支睾吸虫列为Ⅰ类致癌物。研究显示，华支睾吸虫流行区的肝胆系统疾病发生率高于非流行区，华支睾吸虫感染患者发生胆管癌的相对风险为非感染者的2.7~6.5倍。请注意，华支睾吸虫病离你可能只有一碟生鱼片的距离。

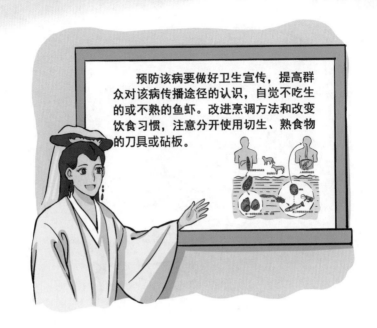

预防该病要做好卫生宣传，提高群众对该病传播途径的认识，自觉不吃生的或不熟的鱼虾。改进烹调方法和改变饮食习惯，注意分开使用切生、熟食物的刀具或砧板。

第一节　异形科吸虫病

一、流行病学

在我国南方地区异形科吸虫分布较为广泛，其第一、二中间宿主较多，并且人、畜、禽类都可以成为其终宿主或保虫宿主。我国福建省部分沿海县、市调查发现，第二中间宿主淡水鱼类异形科吸虫的感染率远高于华支睾吸虫。日本、朝鲜、菲律宾、埃及、土耳其、以色列以及西伯利亚流域等地也有异形科吸虫流行。人或动物因生食或食用未煮熟的淡水鱼而感染，成为其终宿主或保虫宿主。

随着我国喜食生鱼片的人数增多，鱼源性寄生虫病感染呈迅速增长的态势，异形科吸虫对人的感染亦有所增长，应引起关注。

二、生活史

不同异形科吸虫的生活史基本相同。成虫寄生于鸟类及哺乳动物的肠道，第一中间宿主为淡水螺类（如珠带拟蟹守螺、拟黑螺等），第二中间宿主为鱼和蛙（如白眼梭鱼、鲤科和非鲤科等近缘鱼种）。异形科吸虫虫卵在排出时，已具有发育完全的毛蚴，其在螺体内经过胞蚴、雷蚴和尾蚴阶段后，尾蚴从螺体逸出，侵入鱼和蛙体内发育成囊蚴，终宿主吞食未煮熟的含有囊蚴的鱼后感染。成虫寄生于鸟类、哺乳动物的小肠。

三、主要症状

异形科吸虫多寄生于人体十二指肠以下的肠道，虫体很小，可深埋在肠绒毛之间，一般只引起轻微炎症。成虫有钻入肠壁的倾向，当侵入肠壁时可引起机械损害，造成组织脱落、压迫性萎缩及坏死等，可导致腹泻和消化功能紊乱。当侵入肠壁深处达到黏膜下层时，产出的虫卵可进入肠壁血管，随血流进入肝、脾、肺、心肌、脊髓、大脑等导致多器官损伤。如虫卵沉着在心肌或心瓣膜上可引起心力衰竭。菲律宾的相关研究曾证实许多心力衰竭病例是异形科吸虫感染引起的。

四、诊断

常规的病原学检查是粪便涂片及沉渣镜检虫卵。异形科吸虫中各类虫卵形态较为相似，难以鉴别，临床上也无鉴别必要。异形科吸虫虫卵与华支睾吸虫虫卵极为相似，需注意鉴别，尤其是在这两类吸虫都常见的地区。

异形科吸虫寄生在人体的数量通常较少，产卵也少，而华支睾吸虫产卵较多，若每一镜下视野出现多个虫卵，华支睾吸虫感染的可能性更大，也不排除两种吸虫混合感染的可能。在反复使用华支睾吸虫驱虫药后仍可检出虫卵，再抽取十二指肠液检查，未查见虫卵，应考虑异形科吸虫的存在。若能获得成虫，可根据成虫形态进行判断。

五、治疗

异形科吸虫寄生人体较少见，临床症状无特异性，治疗可试用吡喹酮。由于异形科吸虫多在十二指肠以下的肠道寄生，虫体很小，并可深埋在肠绒毛之间，驱虫药一般不易见效。

六、预防

预防此病应注意饮食卫生，不吃生的或未煮熟的鱼肉和蛙肉等。

第二节 棘颚口线虫病

一、流行病学

亚洲曾报道的颚口线虫感染中，虫体以棘颚口线虫为主，偶见杜氏颚口线虫及刚刺颚口线虫。棘颚口线虫病主要流行于东南亚地区，尤其是泰国。日本亦有不少病例。此外，墨西哥、厄瓜多尔等亦有病例报道。我国有喜欢吃生的或未煮熟鱼、蛙、蛇习惯的地区居民发病率较高，上海、广东、福建、海南、黑龙江、河北、山东、浙江、广西和湖北等均有病例报道，其中以上海、广东和福建较多见。

二、生活史

现已确认棘颚口线虫的终宿主主要为犬科动物、猫科动物。成虫主要在犬科动物或猫科动物胃壁形成肿物，并发育成熟产卵，肿块破溃后虫卵通过宿主粪便排出，并在水中孵化。虫卵进入水中后开始分裂、蜕皮，形成带鞘的第1期幼虫，幼虫由卵孵出，在水中被第一中间宿主剑水蚤吞食，经7~10天发育为第2期幼虫。受感染的剑水蚤被第二中间宿主淡水鱼吞食后，在淡水鱼体内发育成第3期幼虫。此外，蝲蛄、蟹、蛙、蛇等也可以成为第二中间宿主。人常通过生食或半生食含第3期幼虫的淡水鱼或其他转续宿主而感染。也有资料显示，剑水蚤吞入的是第2期幼虫，在其体内发育为早第3期幼虫，在淡水鱼体内发育为晚第3期幼虫。被棘颚口线虫蚴感染的人只能充当转续宿主，不会再感染他人，故人不是棘颚口线虫病的传染源。人对棘颚口线虫病普遍易感。棘颚口线虫生活史见图3-2-1。

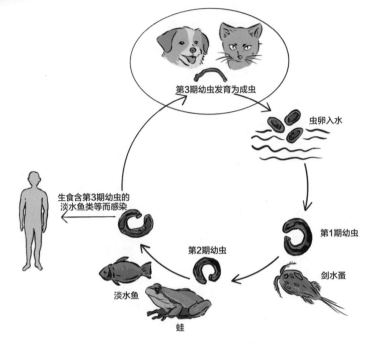

第3期幼虫发育为成虫

虫卵入水

第1期幼虫

剑水蚤

生食含第3期幼虫的
淡水鱼类等而感染

第2期幼虫

淡水鱼

蛙

图3-2-1　棘颚口线虫生活史

三、主要症状

人不是棘颚口线虫的适宜宿主，在人体组织内寄生的虫体仍停留在第3期幼虫或性未成熟的成虫早期阶段。幼虫可在人体内移行游窜，累及多个组织和器官，造成机械性损伤，虫体的分泌物和排泄物可引起炎症和变态反应，幼虫在人体内可存活数年，长者可达10年以上，因此损害部位极为广泛。虫体侵犯的部位不同，其临床症状也有所不同。虫体侵犯皮肤的主要症状为游移性肿块或匐行疹，通常还伴有局部瘙痒、腹痛、低热、胀痛和荨麻疹等；侵犯眼球可能导致眼部疼痛、眼部炎症、间歇性失明甚至丧失视力；侵犯脑可导致发热、持续性头痛、四肢瘫痪、大小便失禁、脑脊髓炎、脑膜脑炎、脑内出血和蛛网膜下出血等，严重者可致死；

侵犯消化道可能导致食欲不振、恶心、呕吐、腹痛和消化道出血。可在呼吸系统、泌尿系统中移行或寄居，引起相应的症状。

四、诊断

在临床上有上述症状，结合生食或半熟淡水鱼、蛙、蛇等饮食史及血液嗜酸性粒细胞增高等，应考虑本病，并做进一步检查。对无明显体表损害者可结合感染史，用免疫学方法做辅助诊断，确诊需从病变组织中发现第3期幼虫。本病需与痈或其他局部细菌感染相鉴别，其引起的匐行疹需与钩虫幼虫所导致幼虫移行症和皮肤蝇蛆相鉴别。

五、治疗

目前该病尚无特效药，多使用外科手术摘除幼虫，但即使行外科手术去虫，也须辅以药物治疗，主要用阿苯达唑治疗，此药是常用的高效低毒驱虫药物。

六、预防

不食生的或半熟的鱼、蛙、蛇等。勤洗手，分开使用切生、熟食物所使用的刀具、砧板。

第三节　东方次睾吸虫病

东方次睾吸虫生活史复杂，第一中间宿主为纹沼螺，第二中间宿主为多种淡水鱼，如麦穗鱼、棒花鱼、爬虎鱼和花斑鱼等，终宿主为家禽、鸟类和家犬、家猫等，偶见于人。

当前，我国华支睾吸虫病流行区的鱼类中，几乎都有本虫与华支睾吸虫混合感染，一旦生吃或误食了这些受感染的鱼类，即可造成两种虫的混合感染，对人体的危害更加严重。2001年首次证实东方次睾吸虫存在人体自然感染后，自然疫源地不断被发现，相继出现该虫对人体的感染及动物敏感性等的相关研究。但目前针对该病仅在流行病学方面开展相关调查，对人体的致病性研究、虫种的分类方法等仍较局限。

第四节　阔节裂头绦虫病

一、流行病学

阔节裂头绦虫主要分布在北欧、中欧、东欧地区，也见于美洲及亚洲的亚寒带和温带地区。我国东北地区和广东省等有病例报道，福建省曾发现1例在日本食用生香鱼感染的病例。

人体感染多因误食了生的或未煮熟的含裂头蚴的鱼类引起。喜吃生鱼，或用少量盐腌鱼，烟熏的鱼肉或鱼卵，果汁浸鱼，以及在烹制鱼的过程中尝味等都易导致感染。流行地区人粪污染河、湖等水源使剑水蚤被感染也是一重要原因。

二、生活史

阔节裂头绦虫的生活史要经过两次中间宿主，虫卵从人、狗、猫等终宿主的粪便中排出，在水中发育成熟，孵出钩球蚴，钩球蚴被第一中间宿主剑水蚤吞食，在其体内发育为原尾蚴。含有原尾蚴的剑水蚤被第二中间宿主淡水鱼吞食后发育为裂头蚴，寄生在鱼的肌肉和内脏中。大鱼可因吞食小鱼而感染，人、狗、猫等食用被感染的生鱼而感染。

三、主要症状

阔节裂头绦虫成虫寄生在小肠上段，吸附于黏膜上，可引起机械性损伤及散在出血点。该病一般不引起特殊病理变化，感染者大多无明显临床症状，仅2%的患者出现轻重不一的巨红细胞贫血，伴有舌面光滑发红。病变可波及口腔黏膜、食管、咽部，引起吞咽困难。少数患者有疲倦、乏力、四肢麻木、腹泻或便秘、饥饿、嗜食盐等较轻微症状。虫体长大后，如寄生虫数量较多，有时虫体可扭结成团，导致肠道、胆道阻塞，甚至出现肠穿孔等。常见的合并症是绦虫恶性贫血。

四、诊断

阔节裂头绦虫病的确诊主要依靠从患者粪便中检获虫卵或节片。

五、治疗

槟榔和南瓜子合用、氯硝柳胺（灭绦灵）、硫双二氯酚（别丁）、吡喹酮等均有较好的驱虫作用。

六、预防

该病预防的关键在于宣传教育，改变不卫生的饮食习惯，不吃生鱼或未煮熟的鱼类，加强对犬、猫等动物的管理，避免粪便污染河水、湖水。

第四章　金蝉脱壳"肉"销魂

[导读]

　　本章介绍生食或半生食含有寄生虫感染期虫体的水生动物，如虾、蟹、蝲蛄、螺等而引起的寄生虫病。这类疾病一般呈全球性分布，发展中国家和偏远落后地区感染率一般较发达国家和地区高。人类对这类寄生虫病普遍易感，预防此类疾病，要做到不吃生的、未煮熟的水生动物，不吃腌蟹与醉蟹。同样要养成良好的个人卫生习惯。对流行区的转续寄主（如猪、鸡等）的肉类也应熟食，不喝流行区的生水。

【白娘娘小剧场】

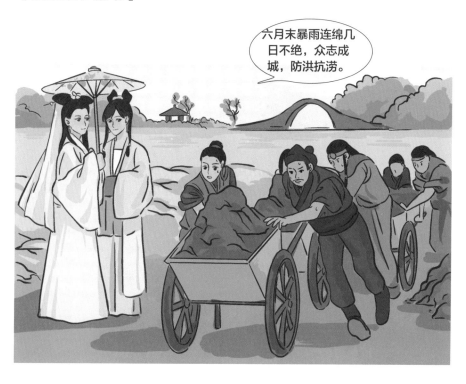

六月末暴雨连绵几日不绝，众志成城，防洪抗涝。

经过一番努力，终于将岸边百姓转移至安全处。

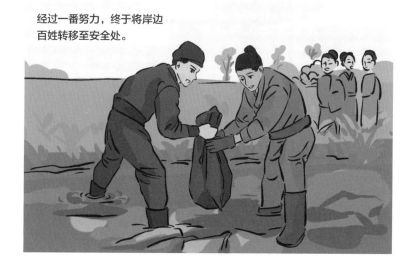

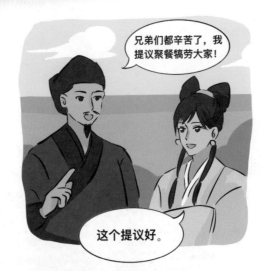

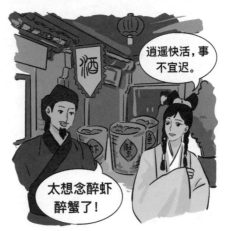

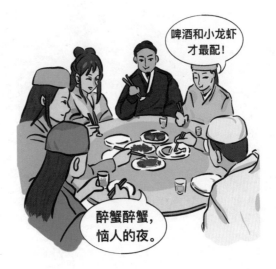

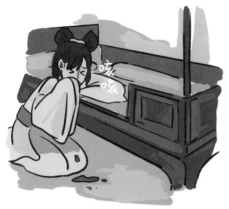

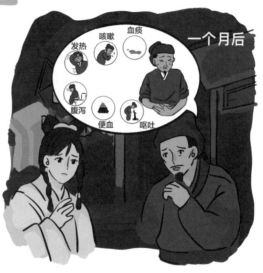

一个月后

发热　咳嗽　血痰

腹泻　便血　呕吐

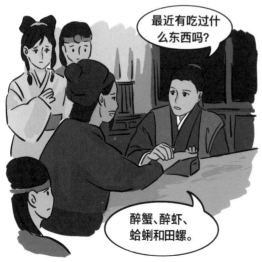

最近有吃过什么东西吗？

醉蟹、醉虾、蛤蜊和田螺。

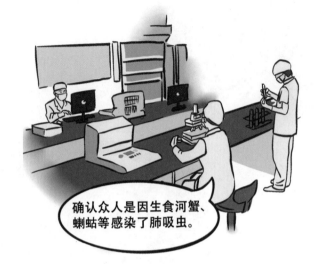

确认众人是因生食河蟹、蝲蛄等感染了肺吸虫。

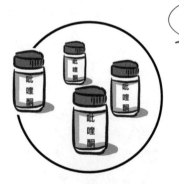

入院治疗，服用吡喹酮。

【白娘娘科普小讲堂】

卫氏并殖吸虫和斯式并殖吸虫是在我国流行的主要并殖吸虫，由它们引发的并殖吸虫病多因生食淡水甲壳动物引起，感染后可致肺部病变，如咳嗽、咯血、气喘等；腹部病变，如腹痛、腹泻、大便带血；脑部病变，如出现脑膜脑炎症状、偏盲、癫痫等。并殖吸虫病作为常见的食源性寄生虫病，预防的关键在于谨记把住"入口关"，不吃生的、未煮熟的蟹、蝲蛄等，烹饪熟透再食用。

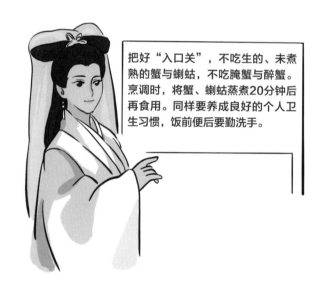

把好"入口关"，不吃生的、未煮熟的蟹与蝲蛄，不吃腌蟹与醉蟹。烹调时，将蟹、蝲蛄蒸煮20分钟后再食用。同样要养成良好的个人卫生习惯，饭前便后要勤洗手。

第一节 并殖吸虫病

一、流行病学

并殖吸虫病俗称肺吸虫病，在我国除西藏、新疆、内蒙古、青海、宁夏外，其余地区均有报道。淡水蟹和蝲蛄（东北的小龙虾）是卫氏并殖吸虫的中间宿主。卫氏并殖吸虫幼虫时期的囊蚴就寄生在蟹及蝲蛄体内，人们因吃了生的或未煮熟的含有活囊蚴的蟹或蝲蛄而感染。卫氏并殖吸虫囊蚴的抵抗力很强，民间的腌蟹与醉蟹的制作方法不能杀死囊蚴。东北的蝲蛄酱、蝲蛄豆腐的制法也不能杀死囊蚴，食之危险性极大。此外，活囊蚴污染食具或水源，人们饮用了这种生水也可导致感染。

影响并殖吸虫病流行的因素很多。山区的地理环境、适宜的气候条件、种类与数量众多的动物宿主是其自然疫源地分布广泛的基础。

来自流行区的蟹、蝲蛄可能引发城市居民感染甚至疾病暴发。

二、生活史

成虫寄生于狗、猫、虎、豹、猪、狐、豹猫、山猫、小灵猫、大灵猫等食肉兽的肺部，人亦可感染。并殖吸虫生活史见图4-1-1。

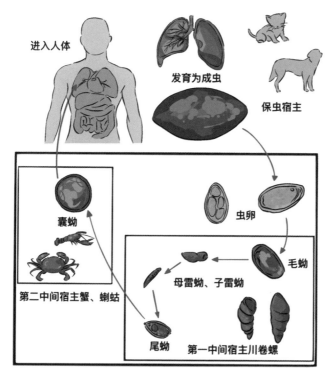

图4-1-1　并殖吸虫生活史

三、主要症状

并殖吸虫病主要由成虫在体内游走、寄居或虫体代谢产物所引起。可造成多种组织和器官病变，临床症状也十分复杂。

1. 胸肺型：出现咳嗽、胸痛，咳铁锈色血痰或血丝痰、烂桃样血痰，胸膜病变的相关症状与体征，部分轻度感染者可无明显症状。

2. 肺外型：较为常见的有皮下包块型、腹型、肝型、心包型，此外还有脑型、脊髓型、眼型和阴囊肿块型等，各有其相关症状。部分轻度感染者可无明显症状。

四、诊断

根据流行病学史、主要症状及实验室检查结果予以诊断。肺型的确诊有赖于从痰或粪便（儿童病例）中找到虫卵。免疫学检查如皮内试验、补体结合试验、间接血凝试验、间接免疫荧光法、酶联免疫吸附试验等都有助于诊断，特别是对虫体不寄生于肺内或虫体尚未成熟的患者，免疫学检查有更重要的价值。脑型应根据临床表现、脑脊液检查（包括常规、生物化学及免疫学检查）以及颅部X射线或CT检查结果进行诊断。皮肤型可做皮下结节活体组织检查。诊断时，肺型应与肺结核、支气管扩张、慢性肺脓肿及肺内肿瘤等相鉴别，脑型应与脑囊虫病、脑脓肿及癫痫等相鉴别，其他肺外型则应与类似的疾病相鉴别。

五、治疗

住院治疗，遵医嘱使用阿苯达唑或吡喹酮进行药物治疗。

六、预防

为预防感染，不要吃生的、未煮熟的蟹与蝲蛄，不吃腌蟹与醉蟹。烹调时，将蟹、蝲蛄蒸煮20分钟后再食用。同时要养成良好的个人卫生习惯。对流行区的转续寄主（如猪、鸡等）的肉类也应熟食，不喝流行区的生水。

第二节　棘口吸虫病

一、流行病学

棘口吸虫是一大类分布较广、种类繁多的中小型吸虫，在我国分布广泛，尤其南方更为多见。棘口吸虫的中间宿主（淡水螺、蛙类、鱼类等）分布广泛、种类繁多，造成了棘口吸虫病的普遍流行，但各地区流行的种类和种群可有明显差别。人体感染多见于亚洲，感染人的棘口吸虫往往也能寄生于鸟类和哺乳动物，所以传染源主要是鸟类和哺乳动物，特别是捕食鱼类的动物，如鸭、鸡、鸟类、犬、猫和鼠类等。

二、生活史

棘口吸虫的生活史中需要两个中间宿主和一个终宿主。棘口吸虫生活史见图4-2-1。

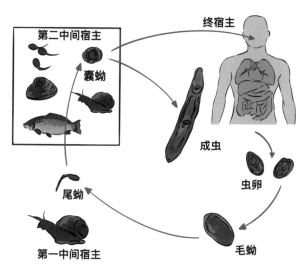

图4-2-1　棘口吸虫生活史

三、主要症状

人或动物因食入含囊蚴的中间宿主而感染。轻度感染者可有食欲减退、腹痛、腹泻、头昏和乏力等症状，重度感染者则出现全身乏力、消瘦、腹痛和水肿，甚至死亡，部分患者有荨麻疹症状。

四、诊断

常用的粪便检查有直接涂片法、沉淀法等。临床上需结合患者流行病学资料和主要症状做出正确诊断。流行病学资料包括询问患者是否来自流行区，有无生食或半生食淡水螺、鱼等或饮用池塘生水，尤其是儿童，应详细询问其有无吃烤鱼史。

五、治疗

治疗可用阿苯达唑或吡喹酮。

六、预防

注意饮水、饮食卫生，改变不良饮食习惯是预防本病的关键。首先，在该病流行区开展宣传教育，使群众学习到棘口吸虫病的防治知识，进而提高自我防范意识，提倡不生食或半生食鱼、虾、螺和贝类，不饮用生水。其次，管理好家畜，实行农村改水改厕，严禁人畜粪便直接入水。

第三节　广州管圆线虫病

一、流行病学

广州管圆线虫病主要流行于热带和亚热带地区，波及亚洲、非洲、美洲、大洋洲的30多个国家和地区，其中东南亚、太平洋岛屿、加勒比海区域流行较重。在我国报道的病例中近90%发生于群体感染。我国广州管圆线虫病自然疫源地主要分布于浙江、福建、江西、湖南、广东、广西、海南以及台湾地区。如今淡水螺类产品流通便利，病例不再局限于自然疫源地。

二、生活史

广州管圆线虫可在宿主体内发育成感染期幼虫（第3期），人类多因生食或半生食含有广州管圆线虫第3期幼虫的中间宿主或转续宿主而感染，也有通过接触中间宿主分泌的含有广州管圆线虫第3期幼虫的黏液而感染。第3期幼虫在人体内移行经过中枢神经系统可发育成第4期幼虫和第5期幼虫。由于人不是广州管圆线虫的正常宿主，幼虫通常不能下行至肺动脉发育为成虫，而是长期移行于中枢神经系统，并诱发以嗜酸性粒细胞增多性脑膜炎为主要临床表现的广州管圆线虫病。但在有些患者（主要是儿童）的肺部病理切片中能够发现广州管圆线虫的发育期成虫（虫体已经具备成虫的生殖结构，但尚未发育到性成熟），提示在患者体内有发育为成虫的倾向。广州管圆线虫生活史见图4-3-1。

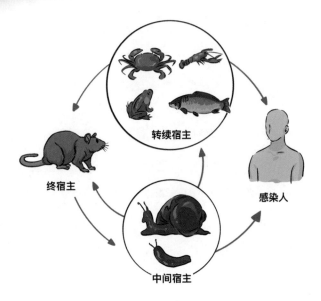

图4-3-1　广州管圆线虫生活史

三、主要症状

广州管圆线虫具有嗜神经性，侵入人体后常侵犯中枢神经系统，引起脑炎和脑膜炎。病变常累及大脑、脑膜、小脑、脑干、脊髓等处，也可侵犯眼睛和鼻子，成虫可损害肺和心脏。患者起病较急，以疼痛特别是剧烈头痛为突出表现，有颈项强直、躯体疼痛、呕吐、低中度发热（严重时高热）等症状。该病潜伏期为3~36天，平均为16天。感染初期，患者可出现呕吐、腹痛、腹泻，或立即出现皮肤皮疹等前驱症状，一般持续数天后消退。多数患者没有上述前驱症状，急性起病。若及时得到治疗则预后良好，若治疗不及时或不规范，也可能致死或致残。

四、诊断

根据流行病学史，有吞食或接触福寿螺、褐云玛瑙螺、蛞蝓等软体动物或者淡水虾、蟹、鱼、蛙等且伴有剧烈头痛、颈项强直、躯体疼痛等典型症状者，应怀疑本病。结合实验室检查，脑脊液压力升高，白细胞总数明显增多，其中嗜酸性粒细胞数超过10%，或从脑脊液中查出幼虫或发育期成虫可确诊。免疫学检查也可辅助诊断，但一般对病原检出率不高。

五、治疗

治疗可用阿苯达唑或吡喹酮。

六、预防

不吃生的或未煮熟的肉类（鱼、虾、蟹、螺）或水生植物（荸荠、茭白、菱角等）；不喝生水，不吃生的蔬菜和不洁的瓜果；生、熟食器皿、刀具、砧板分开；不用盛过生鲜食品的器皿盛放直接入口的食品；加工过生鲜的刀具及砧板必须清洗消毒后方可再使用。

注意个人卫生，勤剪指甲、勤洗澡、勤换衣服被单；养成饭前便后洗手的习惯；不接触青蛙、蝌蚪、蜗牛等"野生小宠物"。

要注意科学饲养和管理宠物。不用生鱼、生虾、生肉喂宠物，规律给宠物驱虫，避免与宠物亲密接触。

切忌盲目追捧民间偏方。比如将青蛙肉槌烂敷贴在皮肤伤口患处治疗局部溃疡；生吞青蛙医治腰腿酸痛、筋骨疼痛，借以壮筋活络、强健肌体；食用癞蛤蟆解毒医痘；生吞蛇胆、鱼胆来降火、明目等，这些偏方均可能导致寄生虫感染。

第四节　异尖线虫病

一、流行病学

在日本、荷兰、英国、法国、德国等地有本病病例报告，其中日本已报道了3万多病例。这些国家的居民喜吃腌海鱼，或生拌海鱼片、鱼肝、鱼子或乌贼，使本病成为一种海洋自然疫源性疾病。2013年崔昱等报道了我国首例异尖线虫感染病例，国内市售海鱼中，发现鲐鱼、小黄鱼、带鱼等小型鱼体肌肉或器官内的异尖线虫幼虫感染率非常高，从东海和黄海获得的30种鱼和两种软体动物中发现幼虫感染率为84%。可见我国人群感染异尖线虫的潜在风险很大。

二、生活史

人主要因食入生的或未煮熟的含活异尖线虫幼虫的海鱼和海产软体动物而引起感染，如大马哈鱼、鳕鱼、大比目鱼、鲱鱼、鲭鱼、乌贼等。异尖线虫生活史见图4-4-1。

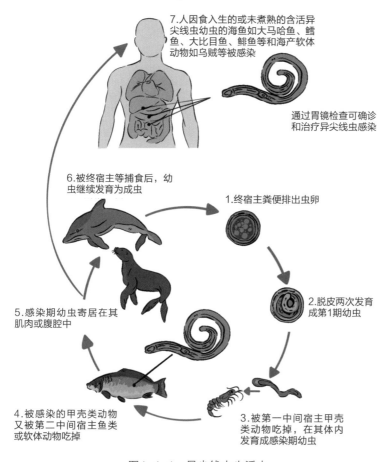

7.人因食入生的或未煮熟的含活异尖线虫幼虫的海鱼如大马哈鱼、鳕鱼、大比目鱼、鲱鱼等和海产软体动物如乌贼等被感染

通过胃镜检查可确诊和治疗异尖线虫感染

6.被终宿主等捕食后，幼虫继续发育为成虫

1.终宿主粪便排出虫卵

2.脱皮两次发育成第1期幼虫

5.感染期幼虫寄居在其肌肉或腹腔中

4.被感染的甲壳类动物又被第二中间宿主鱼类或软体动物吃掉

3.被第一中间宿主甲壳类动物吃掉，在其体内发育成感染期幼虫

图4-4-1 异尖线虫生活史

三、主要症状

异尖线虫幼虫不但可寄生于消化道，还可寄生在腹腔、泌尿系统及皮下等部位致病。人体感染异尖线虫后，轻者仅有胃肠不适，往往不易发觉，严重者在进食数小时后即可出现上腹部剧痛，并伴有恶心、呕吐，腹泻等症状。异尖线虫感染可引起肠梗阻、肠穿孔和腹膜炎，也可引起全身性过敏反应。

四、诊断

根据流行病学史，在流行区生食海鱼、海产软体动物后有腹痛呕吐者，外周血嗜酸性粒细胞增高（10%左右），胃液和大便隐血阳性者应怀疑本病。再结合实验室检查，如胃镜、X线钡餐、免疫学检查、病理组织学检查等，综合判断病情做出诊断。

五、治疗

目前针对异尖线虫病尚无特效治疗药物，临床上主要结合纤维胃镜检查将虫体取出，必要时可手术治疗。

六、预防

预防异尖线虫病最有效的方法就是改变不良的饮食习惯。首先，不吃生的或者未煮熟的鱼类，一定要充分煮熟，加工鱼肉的中心温度要达到100℃。做鱼一定要做到熟透，不但安全而且味道鲜美。其次，要做到生、熟食砧板分开使用，防止交叉感染。最后，抛除内脏。如果非要品尝鱼肚、鱼肠，也一定要煮熟食用。

第五节　肾膨结线虫病

一、流行病学

人体肾膨结线虫病病例发现不多，国内外报道数十例。患者尿中均有虫体排出，少者为1条，多者达11条，排出的虫体状态各异。

二、生活史

人由于生食或半生食含该虫第3期蚴虫的蛙或鱼类，或吞食了生水中的、水生植物上的寡毛类环节动物而被感染。肾膨结线虫生活史见图4-5-1。

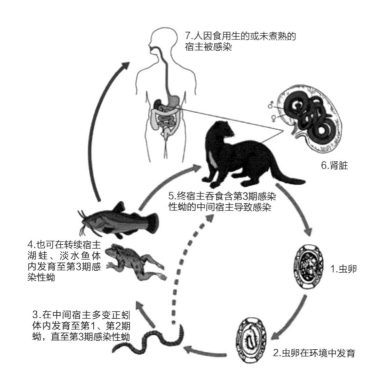

7.人因食用生的或未煮熟的宿主被感染

6.肾脏

5.终宿主吞食含第3期感染性蚴的中间宿主导致感染

4.也可在转续宿主湖蛙、淡水鱼体内发育至第3期感染性蚴

3.在中间宿主多变正蚓体内发育至第1、第2期蚴，直至第3期感染性蚴

1.虫卵

2.虫卵在环境中发育

图4-5-1　肾膨结线虫生活史

三、主要症状

腰痛、肾绞痛、反复血尿、尿频，可并发肾盂肾炎、肾结石、肾功能障碍等，亦可见尿中排出状态各异的虫体。当虫体自尿道排出时可引起尿路阻塞，亦有急性尿中毒症状。除肾脏外，

肾膨结线虫也可寄生于腹腔，偶可寄生于肝、卵巢、子宫、乳腺和膀胱。

四、诊断

若遇有食生的或未煮熟鱼或蛙类经历，并具有上述临床症状者，应考虑本病的可能，对无症状仅出现蛋白尿、血尿、脓尿而用通常方法治疗无效者也应怀疑本病。从尿液中发现虫体或查见虫卵是确诊本病的依据。但若虫体寄生于泌尿系统以外的部位，或只有雄虫感染，则无法查出虫卵。尿道造影、B超或CT检查可能有助于诊断。

五、治疗

阿苯达唑可治疗本病，但需反复多个疗程用药。虫体寄生在肾盂者，行肾盂切开取虫为最可靠的治疗办法。

六、预防

勿食生的或未煮熟的鱼或蛙类和勿饮用生水可预防本病。

第五章　顺藤摸瓜"抓"元凶

[导读]

　　植物源性寄生虫病是一类因食用了含有感染期寄生虫虫卵的植物后，虫卵在人体发育成成虫，继而引起相应症状的寄生虫病。其中布氏姜片吸虫病和肝片形吸虫病主要分布在亚洲的温带和亚热带地区，我国多呈区域性流行，南方地区人们喜食凉拌菜，感染风险较高。预防此病需做到：不喝生水；水红菱、荸荠、茭白、水芹菜等应当熟食，或用开水烫5分钟，杀死囊蚴后再食用，或者用刀削皮后食用，不用牙齿啃皮。

【白娘娘小剧场】

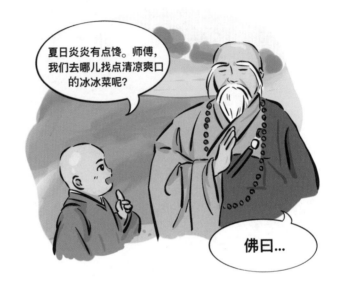

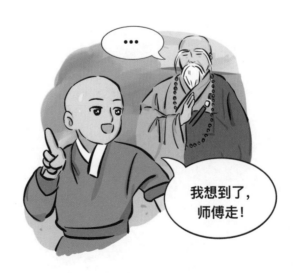

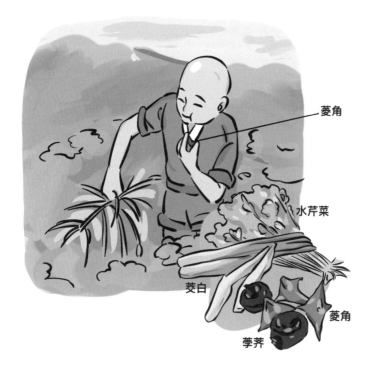

菱角

水芹菜

茭白

菱角

荸荠

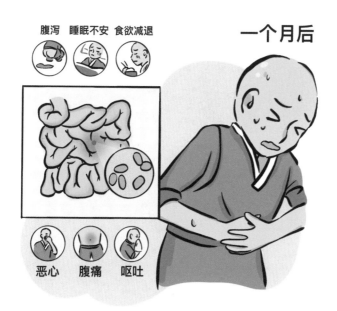

腹泻　睡眠不安　食欲减退

一个月后

恶心　腹痛　呕吐

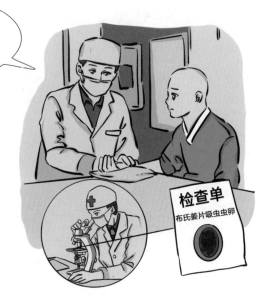

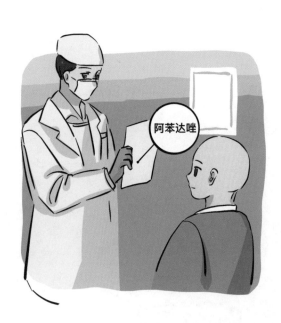

【白娘娘科普小讲堂】

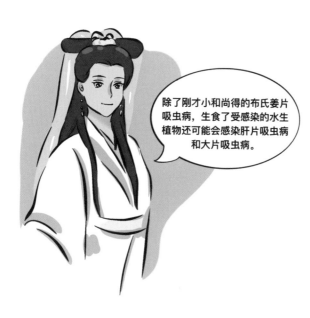

除了刚才小和尚得的布氏姜片吸虫病，生食了受感染的水生植物还可能会感染肝片吸虫病和大片吸虫病。

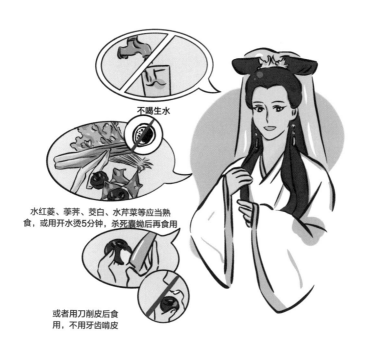

不喝生水

水红菱、荸荠、茭白、水芹菜等应当熟食，或用开水烫5分钟，杀死囊蚴后再食用

或者用刀削皮后食用，不用牙齿啃皮

第一节　布氏姜片吸虫病

一、流行病学

本病属于地方性流行病，主要发生在亚洲的温带和亚热带地区（如越南、老挝、柬埔寨、泰国、缅甸、马来西亚、孟加拉国、印度、印度尼西亚和菲律宾等国家）。在我国分布于长江流域和华南地区，如江苏、浙江、福建、安徽、江西、云南、上海、湖北、湖南、广西、广东、贵州、四川、重庆、海南和台湾等地。长江以北的山东、河南、河北、陕西和甘肃等地也有发生。

其中间宿主扁卷螺广泛分布于池塘、沼泽、沟渠及水田，常栖息于植物的叶下。绝大多数水生植物都可以作为布氏姜片吸虫囊蚴的附着媒介。而常用于青饲料的一些水生植物是猪感染的重要传播媒介。所有带虫患者与病猪均为传染源。

传播途径如下：

（1）环境中（主要是水中）有扁卷螺存在；

（2）水中有当作食品或饲料的水生植物；

（3）用人粪或猪粪施肥；

（4）生食水生植物或相关食品。

二、生活史

猪为囊蚴的保虫宿主。虫体在猪体内的寿命为9~13个月，在人体内的寿命可达4年。布氏姜片吸虫生活史见图5-1-1。

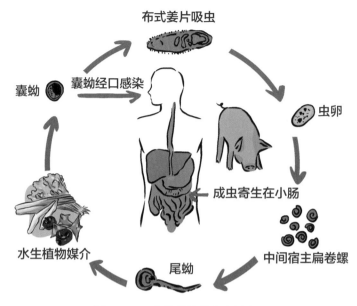

图5-1-1 布氏姜片吸虫生活史

布式姜片吸虫

囊蚴经口感染

囊蚴

虫卵

成虫寄生在小肠

中间宿主扁卷螺

尾蚴

水生植物媒介

三、主要症状

布氏姜片吸虫成虫的致病作用包括机械性损伤及虫体代谢产物被宿主吸收引起变态反应。其吸盘发达、吸附能力强，可使被吸附的黏膜坏死、脱落，肠黏膜发生炎症、点状出血、水肿，形成溃疡或脓肿。病变部位可见中性粒细胞、淋巴细胞和嗜酸性粒细胞浸润，肠黏膜分泌增加，血中嗜酸性粒细胞增多。轻度感染者可无明显症状。寄生虫数较多者常出现腹痛、腹泻及消化不良，排便量多、稀薄而臭，或腹泻与便秘交替出现，甚至发生肠梗阻。营养不良又反复中度感染的患者，可出现低热、消瘦、贫血、水肿、腹水以及智力减退和发育障碍，少数可因衰竭、虚脱而死。

四、诊断

在流行区，根据对临床症状和流行病学资料的分析可做出初步诊断，但确诊需对患者或病猪做粪便检查，采用直接涂片法和反复水洗沉淀法查出虫卵便可确诊。

五、治疗

确诊后可使用吡喹酮治疗，一般效果良好。也有学者建议使用其他新型药物。

六、预防

1．粪便处理。在流行区，病猪的粪便是主要的传播源，应尽可能把粪便堆积发酵后再做肥料。人粪与猪粪也应同样加以管理，以免人畜相互传播。

2．定期驱虫。在流行区，每年应在春秋两季进行定期驱虫。

3．消灭中间宿主扁卷螺。在每年秋末冬初较干燥的季节，挖塘泥积肥，晒干塘泥，以杀灭螺蛳。低洼地区，塘水不易排尽时，则以化学药品灭螺，如用生石灰、茶子饼、硫酸铵、石灰氮等。

4．加强猪的饲养管理。不要放猪到池塘边自由采食水生植物。

第二节 肝片形吸虫病

一、流行病学

肝片形吸虫病的流行需要病原、中间宿主、终宿主，病畜粪便进水，使螺被感染，以及在有螺的地带放牧牛羊或割草喂食它们。在我国的农业地区，牛于夏收夏种时期在田间劳役，因采食田埂上和排灌渠中的青草，往往受到感染。北方牧区的气候回暖较迟，畜群感染多在秋季。肝片形吸虫病在多雨的年份广泛流行，在干旱的年份显著减少。当畜群长期放牧在低湿的牧场上时，最易引起感染。由于成虫排卵量大、生活期长，又在幼虫期进行无性繁殖，畜群中即使只有少数病畜，只要传播条件适宜，也可造成感染。

二、生活史

肝片形吸虫的成虫在终宿主肝胆管内产卵，虫卵随胆汁进入肠道，混于粪便中排出体外。自感染囊蚴到粪便中找到虫卵，有时仅10~11周，每条成虫每天可产卵约20000个，成虫在人体内寿命可达12年。肝片形吸虫生活史见图5-2-1。

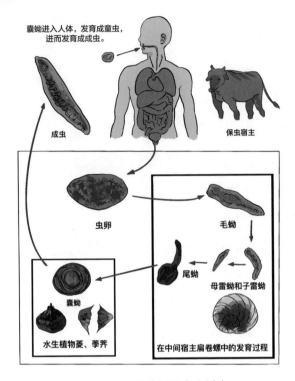

囊蚴进入人体，发育成童虫，进而发育成成虫。

成虫

保虫宿主

虫卵

毛蚴

尾蚴

母雷蚴和子雷蚴

囊蚴

水生植物菱、荸荠

在中间宿主扁卷螺中的发育过程

图5-2-1　肝片形吸虫生活史

三、主要症状

肝片形吸虫对终宿主选择不严格，人体并非其适宜宿主，故异位寄生较多，主要症状较为复杂多样，主要包括童虫在腹腔及肝脏所造成的急性期表现及成虫所致的以胆管炎症和增生为主的慢性期表现。本病潜伏期长短不一，可数天至2~3个月不等。临床可分为急性期和慢性期。

急性期症状并不完全相同，主要有不规则发热（38~40℃）、右下腹痛、食欲缺乏、腹胀、腹泻或便秘。尚可有咳嗽、胸痛、右胸闻及湿啰音及胸膜摩擦音等。多数患者有肝大，少数伴有脾大及腹水。上述症状可持续4个月左右而消退，并逐渐进入慢性期。当急性症状消退后，可数月或数年无明显不适，某些症状亦可再次出现。如腹痛、腹泻、不规则发热以及反复荨麻疹、黄疸、贫血、低蛋白血症、高免疫球蛋白血症。成虫引起的胆管慢性炎症和增生，造成胆管纤维化以致肝硬化。或因成虫或胆管结石形成，使胆管阻塞引起阻塞性黄疸，进而发展为胆汁性肝硬化。

四、诊断

（一）实验室检查

1. 血常规：白细胞和嗜酸性粒细胞明显增多，尤以急性期为甚。白细胞通常在（10~43）×10⁹/L，嗜酸性粒细胞最高可达0.79×10⁹/L。红细胞沉降率加快，最快达164mm/h。血红蛋白多为70~110g/L，亦可更低。

2. 肝功能检查：急性期肝功能有不同程度异常，ALT、AST升高。慢性期血清胆红素增高、清蛋白降低，球蛋白可增高至51~81g/L，清蛋白/球蛋白（A/G）比值倒置，IgG、IgM和IgM升高，而IgA正常。

3. 病原学检查：病原学检查结果阳性是确诊的依据，但急性期的早期往往查不到虫卵，一般要在感染后2~3个月方可查到。可采用水洗沉淀法、改良加藤法或汞–醛碘浓集法从粪便中查到虫卵。对十二指肠引流液进行沉淀或者离心后再检查，阳性率高。剖腹探查在胆管中发现成虫或虫卵，腹腔镜活组织检查或其他组织病理检查中发现虫体或虫卵都可作为确诊依据。

4. 免疫学检查：可用虫体可溶性蛋白抗原进行血清免疫学检查，可选用酶联免疫吸附试验（ELISA）、间接荧光抗体试验

（IFA）、间接血凝试验（IHA）、对流免疫电泳（CIE）等方法。免疫学检查结果与其他吸虫感染有交叉反应，但在感染早期检查不到虫卵时，仍具有十分重要的辅助诊断意义。检测血清中肝片形吸虫的循环抗原较检测抗体价值更大。检测患者粪便中肝片形吸虫抗原，在感染后第6周即为阳性，具有早期诊断意义。

5．腹水检查：腹水为草黄色，主要为嗜酸性粒细胞。

（二）其他辅助检查

1．超声检查：肝脏超声检查见胆道中肝片形吸虫为0.3~0.5cm圆形阴影，似"奥林匹克环"，腹部扪诊时，该阴影能活动。

2．CT检查：可出现"假性肝脏肿瘤"。

3．胆道造影：胆道造影时不同角度所见虫体阴影不同，侧面观为细长卷曲绳索状，其他角度可见狭长的圆形阴影或假性壁层消失缺损。

肝片形吸虫病要与华支睾吸虫病、后睾吸虫病、布氏姜片吸虫病、并殖吸虫病、阿米巴性或细菌性肝脓肿、肝包虫病，以及各种原因所致的胆囊炎、胆管炎、胆石病、肝癌等肝胆疾病相鉴别。

五、治疗

1．硫氯酚为本病常用药物，40~60mg/d，分3次口服，隔日给药，10~15天为一个疗程，间隔5~7天后再进行第二个疗程。一般用药第3天即见效，3~6天体温降至正常，临床症状随之减轻，肿大的肝脏逐渐缩小。

2．吡喹酮剂量为60mg/（kg·d），连服3天。本品的优点是患者耐受性好，疗程短。

3．三氯苯达唑剂量为10mg/kg体重，顿服。本品1983年用于兽医界，1989年首次应用于人体，1997年世界卫生组织（WHO）推荐使用。本品在埃及应用较多，国内尚未见有报道。

本病除病原体治疗外，还应辅以其他手段，如选用敏感的抗生素治疗合并细菌感染、手术治疗阻塞性黄疸等。

六、预防

加强家畜管理，划区放牧，避免污染水源，饮用水（包括牲畜）与一般用水分开，饮用水宜定期消毒。加强卫生宣教，不喝或不吃可能遭受污染的生水和水生植物，以切断传播途径。

第六章　鲜嫩脆生"惹"酸爽

[导读]

感染期寄生虫虫卵附着在地面生长的蔬菜表面,人食用了含有感染期寄生虫虫卵的蔬菜后,虫卵在人体发育成幼虫和成虫,继而引起相应的寄生虫病,如蛔虫病、鞭虫病等。加强卫生宣传教育,养成良好的卫生习惯,做到饭前便后洗手,勤剪指甲,不吃不洁的蔬菜、瓜果等,对于预防此类疾病积极有效。

【白娘娘小剧场】

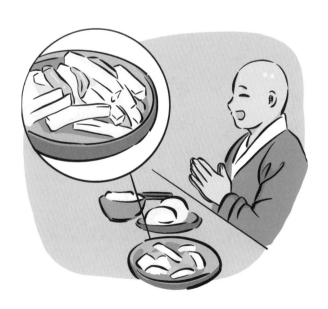

每天早上有点烦，得想早上吃啥饭？师傅，我们今天早上吃啥呢？

老三样！泡菜、馒头和稀饭。

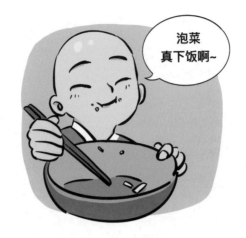

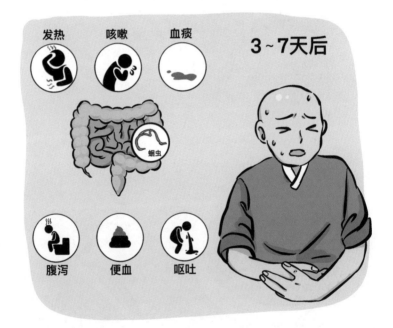

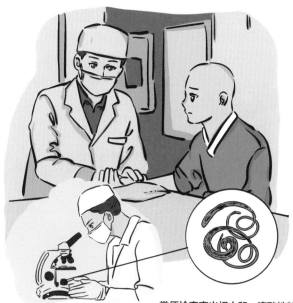

粪便检查查出蛔虫卵，嗜酸性粒细胞增高。
小和尚痰液中检出蛔虫幼虫，结合X线检查、流
行病学史、饮食习惯、临床症状，确诊为蛔虫
病。为避免误诊，在结合临床症状的同时也要在
粪便中找到虫体或虫卵，所以病原学检查十分重
要，病原学检查结果是确诊的依据。

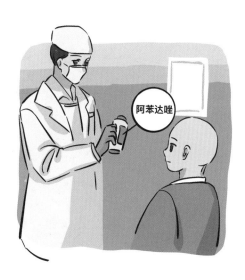

阿苯达唑

【白娘娘科普小讲堂】

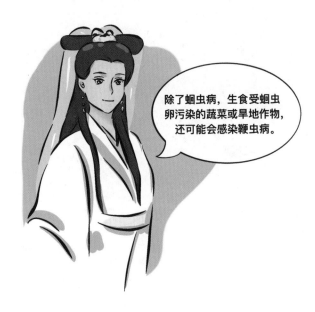

除了蛔虫病，生食受蛔虫卵污染的蔬菜或旱地作物，还可能会感染鞭虫病。

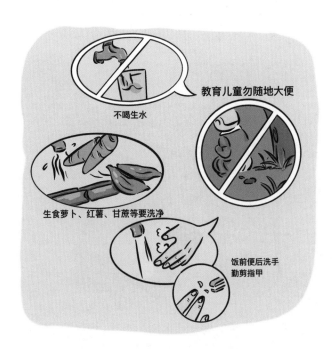

不喝生水

教育儿童勿随地大便

生食萝卜、红薯、甘蔗等要洗净

饭前便后洗手勤剪指甲

第一节 蛔虫病

一、流行病学

蛔虫病在世界各地温带、亚热带及热带地区均有流行，发展中国家发病率高。在我国，农村发病率、感染率明显高于城市，儿童感染率最高。

二、生活史

蛔虫成虫寄生于小肠，多见于空肠，以半消化食物为食。

蛔虫不需中间宿主，人经口摄入感染期虫卵，在小肠上段孵出的幼虫经4次蜕皮后，发育为成虫，从经口感染至成虫产卵需10~11周，蛔虫在人体内生存期为1~2年。蛔虫生活史见图6-1-1。

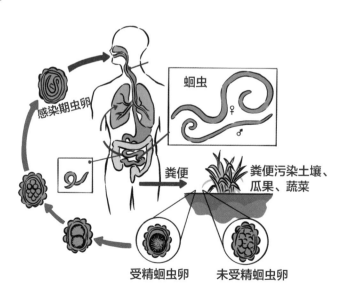

图6-1-1 蛔虫生活史

三、主要症状

患者进食不干净的食物后感染蛔虫，可表现不同的临床症状，如腹绞痛、胃肠或肠外嗜酸性肉芽肿等胃肠道症状。严重者可伴有阑尾炎、急性化脓性胆管炎、肝脓肿等并发症。

（一）典型症状

1. 脐周不固定部位的阵发性腹痛，不剧烈，不定时，喜按揉；或有食欲不振、多食易饥、异食癖、恶心、呕吐，有时可出现烦躁或萎靡、磨牙、易惊等。严重时可造成小儿营养不良，影响生长发育，外周血嗜酸性粒细胞增多。

2. 并发胆管蛔虫病时，有右上腹阵发性剧烈绞痛，右上腹可有局限性压痛。并发蛔虫性肠梗阻时有阵发性脐周或右下腹绞痛，腹部X线检查有气液平。

3. 并发蛔虫性肺炎时，有咳嗽、咳痰，可有血丝痰、气喘。

（二）并发症

1. 阑尾炎：蛔虫寄生在人体阑尾腔内，引起急性、化脓性炎症，常有急剧腹痛、麦氏点压痛、反跳痛，伴有发热、腹肌紧张等症状。

2. 急性化脓性胆管炎：蛔虫寄生感染、刺激或损伤所引起的一种常见的严重并发症，泛指由蛔虫阻塞引起的急性化脓性胆道感染，是胆道疾病患者死亡最重要、最直接的原因。临床症状主要表现为剑突下和右上腹部疼痛，持续性阵发性加重，可放射至右侧肩背部，伴随发热，常有反复发作的病史。

3. 肝脓肿：蛔虫感染肝脏引起的肝脏化脓性病变，脓肿所在部位不同可以产生相应的呼吸系统、腹部症状。肝脏肿大，脓肿处有局限性水肿及明显压痛。部分患者可出现黄疸，脓肿穿破至胸腔即出现脓胸。

四、诊断

患者出现腹痛、呕吐、下腹绞痛等疑似症状时，应及时到医院急诊科或感染科就诊，进行血常规、病原学检查、X线检查等，排除阑尾炎、皮肤蠕虫蚴移行症等，以确诊是否为蛔虫病。

1. 血常规：嗜酸性粒细胞较正常者大，且数目增多，白细胞数增多。

2. 免疫学检查：血液中寄生虫抗体检测阳性。

3. 病原学检查：粪涂片或饱和盐水漂浮法可查到虫卵，改良加藤法的虫卵查出率较高。

4. 胃肠镜：胃肠镜检出幼虫可确诊，存在异位病变诊断困难。

5. 粪便检查：大便中可查到蛔虫卵，必要时也可用饱和盐水漂浮法查虫卵。

6. 皮内试验：用成虫抗原做皮内试验或皮肤划痕试验，阳性者提示蛔虫感染。

7. 其他辅助检查：超声检查及逆行胰胆管造影，有助于胆、胰、阑尾蛔虫病的诊断。胆道蛔虫病腹部彩超显示，蛔虫位于扩张的胆总管内或胆总管内见一至数条2~5mm宽的双线状强回声带。胃部X线钡餐检查可见胃内有可变性圆条状阴影。十二指肠蛔虫病X线检查可见弧形、环形、弹簧形或"8"字形影像等。CT或MRI检查对胰管内微小蛔虫诊断有意义。乳胶凝集试

第六章　鲜嫩脆生『惹』酸爽

验、酶联免疫吸附试验可协助诊断。

五、治疗

1．首选甲苯达唑进行驱虫治疗，2岁以上的小儿每日2次，连服3日。此外，还可用枸橼酸哌嗪（驱蛔灵）、左旋咪唑、阿苯达唑等。

2．对于胆道蛔虫病，给予解痉止痛、驱虫并控制感染，纠正水、电解质紊乱及酸中毒。有不完全性肠梗阻者给予禁食、胃肠减压、解痉止痛治疗，待腹痛缓解后再进行驱虫治疗。

3．出现蛔虫性肠梗阻治疗无效，且怀疑出现肠穿孔、坏死时，应及时采用手术治疗。当解痉止痛药、驱虫药与抗生素治疗无效时，应采用外科手术进行治疗。

六、预防

蛔虫病的预防：注意饮食卫生，控制传染源，及时治疗蛔虫病患者，并注意加强粪便管理，改善环境卫生。食用生食或未烹调食物后，应自觉前往医院进行蛔虫病相关早期筛查，及时排虫治疗。

第二节　鞭虫病

一、流行病学

世界卫生组织（WHO）曾统计鞭虫的感染人数，全世界在500万~1000万。我国鞭虫感染率北方低于南方，我国台湾地区感染率可高达60%~90%，儿童感染率高于成人。

二、生活史

鞭虫的生活史较简单，人是唯一的宿主。成虫主要寄生于人盲肠内，严重感染者可见于结肠、直肠甚至回肠下端等处。鞭虫生活史见图6-2-1。

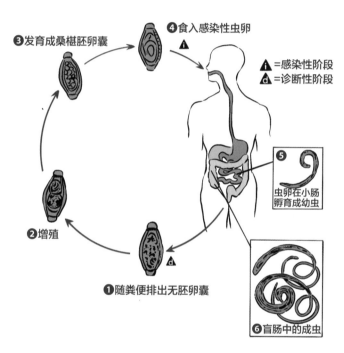

图6-2-1　鞭虫生活史

三、主要症状

轻、中度感染者虽然临床多见，但一般无显著症状，偶有右下腹痛、恶心、呕吐、低热等。重度感染者有腹泻、脓血便、里急后重感、直肠脱垂、贫血与营养不良等症状。鞭虫病多见于儿童，可影响儿童的生长与发育。部分患者出现慢性阑尾炎症状，腹部触诊常有右下腹明显压痛。血常规检查出现嗜酸性粒细胞增多、缺铁性贫血等，严重贫血者导致心脏扩大。患者常有头晕，极少数患者可有脑膜炎的症状。

鞭虫病可并发荨麻疹，通常荨麻疹患者会有剧烈瘙痒，少数伴发热、关节肿痛、头痛、恶心、呕吐、腹痛等全身症状。

四、诊断

粪便中查到鞭虫虫卵是诊断鞭虫病的依据。

血常规检查中注意嗜酸性粒细胞计数，小红细胞低色素性贫血。大便常规可采用饱和盐水漂浮法查虫卵确诊。直肠镜检查见鞭虫成虫亦可确诊。改良加藤法（定量板–甘油玻璃计数法）可确定感染程度。乙状结肠镜或纤维结肠镜检查时可见到虫体附着于肠黏膜上，虫体旁可见黏液，黏膜轻度充血且易出血。肠镜检查亦可作为鉴别诊断的手段，以便排除其他肠道疾病。X线钡剂灌肠检查运用气钡双重造影法，可以发现涂有钡剂的透光虫体外形。其他检查还有生理盐水直接涂片法、饱和盐水浮聚法、水洗自然沉淀法等。

五、治疗

一般轻、中度感染者无需处理，如果出现右下腹痛、恶心、呕吐、低热、脓血便、里急后重感、脱肛等症状，应该积极采取治疗措施。

感染者应给予高蛋白质易消化饮食，纠正贫血（给予铁剂），合并阿米巴痢疾者用甲硝唑进行治疗，合并细菌性痢疾者应用抗生素治疗。感染严重时使用药物治疗常不能完全治愈，可用内镜钳取法，在直视下用活检钳轻轻夹住虫体，从肠黏膜内拉出。鞭虫病一般需要治疗3~7天。

六、预防

鞭虫虫卵会随着粪便污染水源、土壤以及瓜果蔬菜，所以想要预防疾病复发、反复感染，平时要注意饮食卫生和个人卫生。预防鞭虫病主要依靠完善的卫生设备，保持良好的个人卫生，不食不洁的蔬菜。烹调时炊具要注意消毒，生、熟食品用的炊具要分开，降低感染率。疾病流行区人群注意早期粪便筛查。

第七章 "水"土不服奈我何

[导读]

　　水源性寄生虫病指饮用了含有寄生虫感染期虫体的水而引起的以腹泻为主要临床症状的一类肠道寄生虫病，一般呈全球性分布，发展中国家和偏远落后地区感染率一般较发达国家和地区高。人类对这类寄生虫普遍易感，免疫功能低下或缺陷者可产生严重性或持续性症状。加强对疾病的认识，提高健康意识，培养良好的生活饮食习惯，对有效预防水源性寄生虫病具有重要作用。

【白娘娘小剧场】

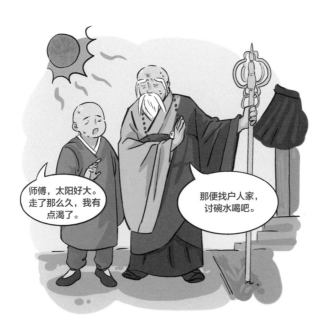

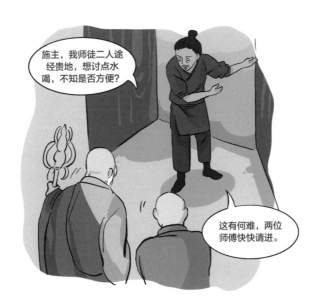

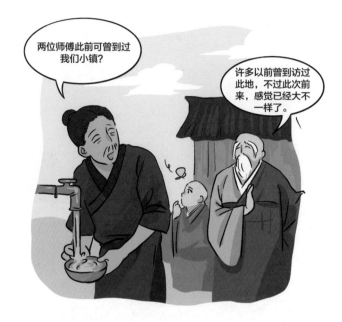

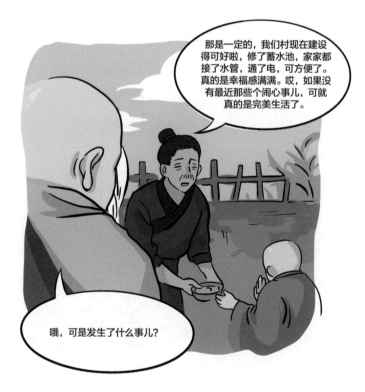

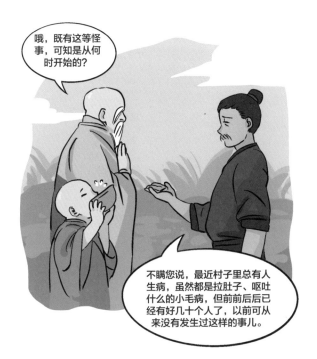

哦，既有这等怪事，可知是从何时开始的？

不瞒您说，最近村子里总有人生病，虽然都是拉肚子、呕吐什么的小毛病，但前前后后已经有好几十个人了，以前可从来没有发生过这样的事儿。

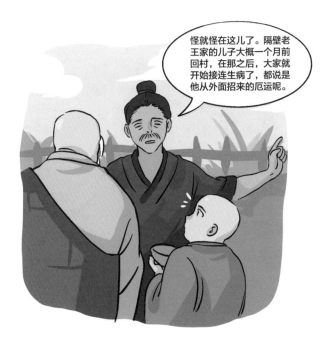

怪就怪在这儿了。隔壁老王家的儿子大概一个月前回村，在那之后，大家就开始接连生病了，都说是他从外面招来的厄运呢。

第七章 「水」土不服奈我何

099

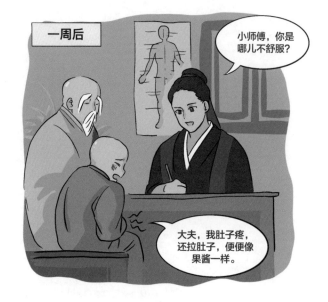

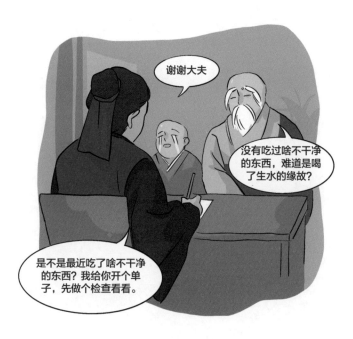

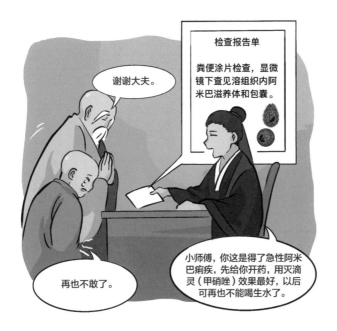

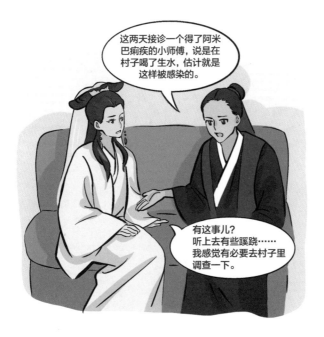

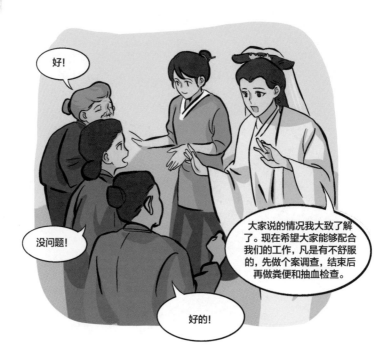

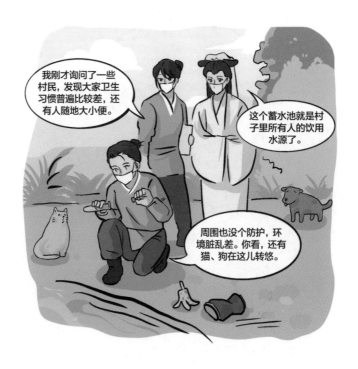

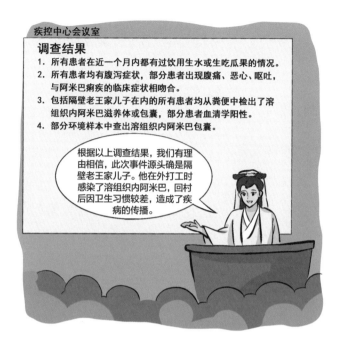

【白娘娘科普小讲堂】

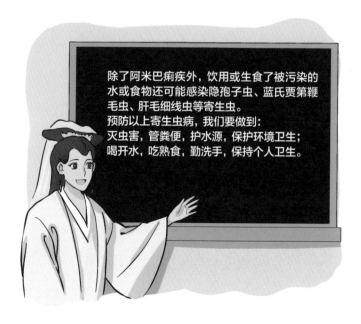

第一节 蓝氏贾第鞭毛虫病

一、流行病学

可随粪便排出包囊的患者、带虫者以及感染的动物均是该病的传染源。蓝氏贾第鞭毛虫的保虫宿主包括家畜（如牛、羊、猪、兔）、宠物（如猫、狗）和野生动物（如河狸）。水源传播是蓝氏贾第鞭毛虫的主要传播方式，人因摄入被包囊污染的水、食物而被感染。人-人传播途径多见于小学、托儿所和家中。粪-口传播途径在贫穷、人口过度拥挤、用水不足以及卫生状况不良的地区较为普遍。肛交也可导致包囊的粪-口传播。人对蓝氏贾第鞭毛虫普遍易感，儿童、年老体弱者和免疫功能受损者尤为易感。

蓝氏贾第鞭毛虫病呈全球性分布，每年约有2.8亿人被感染，是引起5岁以下儿童腹泻的第三大常见病原体，人群患病率在工业化国家一般为2%~3%，低收入和发展中国家可到达30%。我国蓝氏贾第鞭毛虫病呈全国性分布，感染率介于0.16%~30.00%，其中大部分感染者分布在农村地区。

二、生活史

人是蓝氏贾第鞭毛虫的适宜宿主，家畜、宠物和野生动物可作为其保虫宿主。

蓝氏贾第鞭毛虫生活史见图7-1-1。

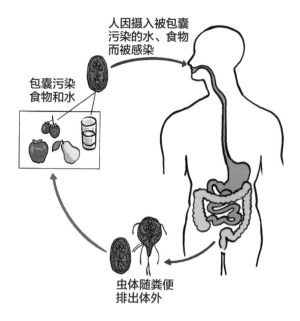

人因摄入被包囊
污染的水、食物
而被感染

包囊污染
食物和水

虫体随粪便
排出体外

图7-1-1　蓝氏贾第鞭毛虫生活史

三、主要症状

人感染蓝氏贾第鞭毛虫包囊后多为无症状带虫者，有临床症状者主要表现为急、慢性腹泻，后者常伴有吸收不良综合征。潜伏期平均为1~2周，最长者可达45天。急性期往往只持续几天。早期症状有恶心、食欲缺乏、上腹及全身不适，可伴有低烧或寒战。后期可出现暴发性臭水泻，伴有胃肠胀气及上中腹痉挛性疼痛。幼儿病程可持续数月，出现吸收不良、脂肪泻、衰弱和体重减轻。若未得到及时治疗，急性期患者可转为亚急性或慢性期，主要症状为肠胀气、排恶臭软便或粥样便、腹胀、腹部痉挛性疼痛，可伴有恶心、食欲缺乏、头痛、便秘和体重减轻，少数患者伴有呕吐、发热和寒战。蓝氏贾第鞭毛虫偶可侵入胆道系统，引起胆囊炎或胆管炎。

第七章　『水』土不服奈我何

四、诊断

（一）病原学检查

1. 粪便检查：急性期取新鲜粪便做生理盐水涂片，可查到运动的滋养体；亚急性期或慢性期可采用直接涂片碘液染色、硫酸锌浮聚或醛－醚浓聚等方法查包囊。

2. 小肠液检查：粪便检查阴性的可疑病例，可采用十二指肠引流或肠检胶囊法取样镜检滋养体。

3. 小肠活体组织检查：粪便检查及小肠液检查均为阴性的可疑病例，必要时可借助内镜在小肠Treitz韧带附近钳取黏膜组织镜检滋养体。

（二）免疫学检查

可采用酶联免疫吸附试验（ELISA）、间接荧光抗体试验（IFA）、对流免疫电泳试验（CIE）检测患者血清中特异性抗体，具有较高的敏感性和特异性。

（三）分子生物学检查

可采用DNA探针对蓝氏贾第鞭毛虫感染进行诊断，具有较高的敏感性和特异性。

五、治疗

常用药物包括甲硝唑、呋喃唑酮（痢特灵）、替硝锉，巴龙霉素多用于治疗有临床症状的患者，尤其是感染本虫的孕妇。

六、预防

做好患者和无症状带囊者的治疗；加强人和动物的粪便管

理，防止水源污染；做好个人卫生、饮食卫生和环境卫生。艾滋病患者和其他免疫功能低下或缺陷者，应接受防止蓝氏贾第鞭毛虫感染的预防措施。托儿所、幼儿园等场所的儿童公用玩具应注意定期消毒。

第二节　人芽囊原虫病

一、流行病学

可随粪便排出人芽囊原虫的人和动物主皆为该病的传染源。人芽囊原虫在哺乳类、鸟类、两栖类等多种动物中都有检出。经口感染是人芽囊原虫的主要传播途径，人或动物摄入被人芽囊原虫污染的水或食物可被感染。蝇类、蟑螂等可以携带人芽囊原虫，可能具有一定的传播作用。人对人芽囊原虫普遍易感，儿童、婴幼儿或免疫功能低下的人群感染率较高。

本病呈全球性分布，除南极洲外，其余各大洲均有相关病例报道，其中亚洲、南美洲等的发展中国家感染率较高，不同国家人群感染率介于1.26%~70.00%。我国人芽囊原虫病呈散在流行，也有因水污染引起人芽囊原虫病暴发流行的报道。

二、生活史

人芽囊原虫的生活史目前尚不完全清楚，其过程包含多种形态，一般认为有空泡型、颗粒型、阿米巴型、复分裂型和包囊型五种。人芽囊原虫生活史见图7-2-1。

第七章　「水」土不服奈我何

107

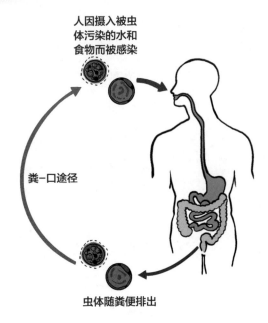

人因摄入被虫
体污染的水和
食物而被感染

粪-口途径

虫体随粪便排出

图7-2-1　人芽囊原虫生活史

三、主要症状

人芽囊原虫主要寄生于人体肠道的回盲部位，感染后临床表现不一。免疫功能正常者感染后多数无症状或症状轻，且具有自限性。重度感染可引起急性或慢性胃肠炎，表现为腹痛、腹泻、恶心、呕吐等，也可出现乏力、发热、全身不适等症状，个别重症患者可出现严重腹泻、低蛋白血症、全身水肿等症状，甚至危及生命。

四、诊断

粪便镜检查到人芽囊原虫可确诊，观察时需注意与溶组织内阿米巴、哈门内阿米巴等的包囊，以及隐孢子虫的卵囊、真菌等相鉴别。可采用ELISA、IFA等进行血清学检查，检查患者体内特异性抗体，或采用PCR扩增，检测人芽囊原虫特异性核酸片段。

五、治疗

常用药物为甲硝唑（灭滴灵）。替硝锉、复方新诺明、呋喃唑酮等可作为备选药物，用于对有抗性的虫株的治疗。症状轻微的患者无需治疗。

六、预防

做好患者和带虫者的查治，以控制传染源；保护水源，严防食品污染，避免蝇类、蟑螂滋生；饭前便后要洗手，不饮生水，不吃未洗净的蔬果，保持个人卫生。

第三节　隐孢子虫病

一、流行病学

隐孢子虫感染者以及感染的动物是主要传染源。包括人在内的约240种动物可被自然感染，动物种类涵盖哺乳动物、两栖动物、爬行类、鱼、鸟和昆虫。隐孢子虫病主要经水和食物传播，粪–口途径是主要的传播方式。水污染是引起隐孢子虫病暴发流行的主要原因，人主要因摄入被隐孢子虫卵囊污染的饮食、食物和娱乐用水（如游泳池水、喷泉水等），或与宠物（如犬、猫、鸟类等）、家畜（如猪、牛、羊）等动物，尤其是幼畜和野生动物等密切接触而感染。人对隐孢子虫普遍易感，尤其婴幼儿、免疫功能受损者（如长期使用免疫抑制剂、抗肿瘤药物治疗者）和免疫功能低下者（如HIV/AIDS患者）。

隐孢子虫病呈全球性分布，除南极洲外的其余各大洲的90多个国家均有报道。据推测，目前全球人群隐孢子虫患病率约为7.60%，其中发达国家隐孢子虫平均患病率为4.30%，发展中国家为10.40%，HIV/AIDS患者和儿童作为易感人群，感染率达到3%~50%。我国于1987年在南京首次报道2例人体感染病例，此后陆续在各省（自治区、直辖市）发现隐孢子虫感染者，感染率介于1.33%~13.49%，农村高于城市，沿海港口高于内地，经济落后、卫生状况差的地区高于发达地区，畜牧区高于非畜牧区。

二、生活史

隐孢子虫不需中间宿主，完成整个生活史只需一个宿主。家畜、宠物等均可作为其保虫宿主。从宿主感染到排出卵囊，整个生活史一般为5~11天。隐孢子虫生活史见图7-3-1。

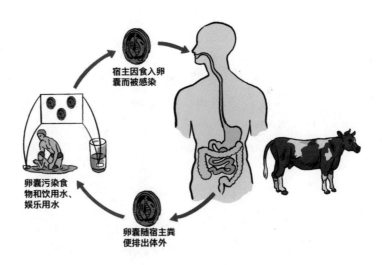

图7-3-1 隐孢子虫生活史

三、主要症状

该病潜伏期为2~28天，一般为7~10天。症状的严重程度取决于宿主的免疫功能与营养状况。典型症状为急性水样或糊样腹泻，一般无脓血，每日排便2~20余次。免疫功能低下或缺陷患者的腹泻程度严重，常表现为持续性霍乱样水泻，一日数次至数十次。严重感染的幼儿可出现喷射性水样腹泻。可伴有腹痛、腹胀、恶心、呕吐、食欲减退、厌食、发热等全身不适症状，亦可并发肺部、胆道或呼吸道等肠外感染。病程一般持续7~14天，或长至20天至2个月，也可由急性转为慢性而反复发作。

四、诊断

1．病原学检查：粪便直接涂片染色镜检查见隐孢子虫卵囊即可确诊。呕吐物和痰液有时也作为受检样本。

2．免疫学检查：采用快速免疫层析检测试条检测粪便样本中隐孢子虫的抗原，或者采用IFA在荧光显微镜下检测卵囊。血清学检查抗体被用于隐孢子虫感染的辅助诊断，血清IgG抗体阳性只能说明先前有感染，对隐孢子虫病的临床诊断意义不大，适用于流行病学调查。

3．分子生物学检查：PCR可用于检查临床标本和环境水样本中的隐孢子虫，具有敏感性高、特异性强、能区分基因型的优点。

4．鉴别诊断：应与以腹泻为主要症状的其他疾病，如阿米巴痢疾、蓝氏贾第鞭毛虫病、微孢子虫病、环孢子虫病、等孢球虫病、细菌性痢疾、霍乱和轮状病毒腹泻等相鉴别。

五、治疗

隐孢子虫病目前尚无特效药物，主要对症治疗。可采用的治疗药物有螺旋霉素、巴龙霉素、大蒜素等。

六、预防

加强粪便管理，防止患者、病畜及带虫者的粪便污染食物和水源；注意个人卫生、饮食卫生；保护免疫功能低下或缺陷者，避免与患者、病畜接触；卵囊对外界的抵抗力强，常用的消毒剂不能将其杀死，10%福尔马林、5%氨水加热至65~70℃ 30分钟，可杀死卵囊。

第四节　环孢子虫病

一、流行病学

粪便中排出环孢子虫卵囊的人体感染者是该病的传染源。目前尚未发现人体环孢子虫具有动物保虫宿主。摄入被环孢子虫卵囊污染的水或食物而引起感染是环孢子虫病的传播方式。从粪便中排出的卵囊需在外界经过数天至数周发育至成熟卵囊才具有感染性，因此环孢子虫不会发生粪-口直接传播。人对环孢子虫无先天性抵抗力，普遍易感，免疫力低下的小孩和老人尤为多见。

环孢子虫呈全球性分布，尤以热带和亚热带地区常见，已在包括美国、加拿大等在内的多个发达国家和发展中国家引起大规模暴发，目前主要在中南美洲、埃及、土耳其、尼泊尔、印度尼西亚等地流行。我国自1995年发现首例人环孢子虫感染病例以来，陕西、江苏、浙江、安徽、河南、上海、云南等均有人体感染病例报告，农村地区感染率普遍高于城市。

二、生活史

环孢子虫以单宿主（人）完成整个生活史。生活史包括无性生殖和有性生殖两个阶段。环孢子虫生活史见图7-4-1。

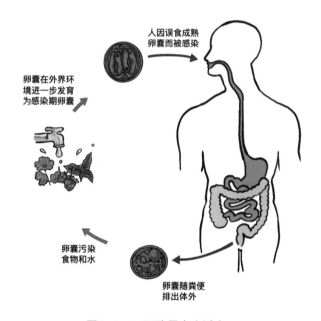

人因误食成熟
卵囊而被感染

卵囊在外界环
境进一步发育
为感染期卵囊

卵囊污染
食物和水

卵囊随粪便
排出体外

图7-4-1　环孢子虫生活史

三、主要症状

该病潜伏期为1~11天，平均7天，通常持续7~9周。对于免疫功能正常者，环孢子虫感染常引起自限性腹泻，多数在2周内症状明显缓解或自行消失。免疫功能低下或缺陷者可出现持续性腹泻，严重的腹泻可持续4个月或更长时间，若未及时有效治疗，

第七章　『水』土不服奈我何

会导致慢性吸收不良、脱水，甚至导致死亡。另有少数病例发生胆道系统炎症，也有并发Gullain-Barre综合征和反应性关节炎的报道。

四、诊断

环孢子虫病误诊率较高，常误诊为细菌性肠炎、病毒性肠炎、非特异性肠炎、寄生虫感染、腹部不适等。粪便镜检查见卵囊是环孢子虫病确诊的主要依据，小肠引流液、十二指肠、空肠等活检样本中也可检测到卵囊。另外，PCR扩增环孢子虫的特定基因片段作为虫种鉴定和分型手段具有较好的效果。

五、治疗

环孢子虫病的治疗首选抗生素甲氧苄氨嘧啶—磺胺甲基异噁唑（复方新诺明），免疫功能正常患者口服1片/次，每天2次，连服7天。对于免疫功能低下患者，需加大用药量并延长服药时间，1片/次，每天4次，连服10天，以后改为1片/次，每周3次。喹诺酮类可作为备选药物。

六、预防

预防本病需加强粪便管理，防止水源及食物的污染；注意食品卫生，养成良好的个人卫生习惯。

第五节　肝毛细线虫病

一、流行病学

啮齿动物是肝毛细线虫的主要动物宿主和传染源，此外，犬、猿、狼、猴、猪、猫等动物和人也可感染。摄入被感染期虫卵污染的水或食物而引起感染是肝毛细线虫病的主要传播方式。肝毛细线虫偶可感染人体，目前已报道的病例以儿童为主。我国报道的有临床症状的肝毛细线虫病病例涉及宁夏、福建、河南、广东等地，另外也有假性感染病例的报道，这种假性感染是人食入含肝毛细线虫卵的鼠肝、兔肝等动物肝脏，虫卵直接通过消化道随粪便排出，虽可在粪便中查见虫卵，但人体并未感染。

二、生活史

肝毛细线虫没有中间宿主，以单一宿主完成整个生活史。虫卵在土壤中发育为含幼虫的感染性虫卵，人或动物因摄入被感染期虫卵污染的食物或水而被感染。虫体主要侵袭肝脏，也可异位寄生于宿主其他组织、器官。肝毛细线虫生活史见图7-5-1。

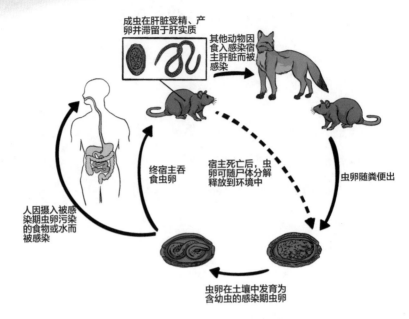

成虫在肝脏受精、产卵并滞留于肝实质

其他动物因食入感染宿主肝脏而被感染

终宿主吞食虫卵

宿主死亡后，虫卵可随尸体分解释放到环境中

虫卵随粪便出

人因摄入被感染期虫卵污染的食物或水而被感染

虫卵在土壤中发育为含幼虫的感染期虫卵

图7-5-1　肝毛细线虫生活史

三、主要症状

患者可表现为发热、肝脾肿大、嗜酸性粒细胞显著增多、白细胞增多及丙种球蛋白血症，低血红蛋白性贫血较为常见，严重者可表现为嗜睡、脱水，甚至死亡。

四、诊断

肝毛细线虫病的诊断极为困难。肝组织活检病原体是最为可靠的诊断方法。免疫学检查可作为辅助诊断，肝病患者伴有嗜酸性粒细胞显著增多者，可考虑用免疫学方法做进一步检查。

五、治疗

目前对肝毛细线虫病的治疗尚无特效药物，已报道的可用药物有甲苯咪唑、丙噻咪唑、硫苯咪唑、锑剂、阿苯达唑、奥芬达唑、强的松、双碘硝酚和酒石酸噻吩嘧啶等。相对而言，前3种药物的疗效较好。

六、预防

预防该病需加强高发区的防鼠、灭鼠工作；加强健康教育，提高防病意识，呼吁群众做好环境卫生和个人卫生，不生吃动物肝脏。